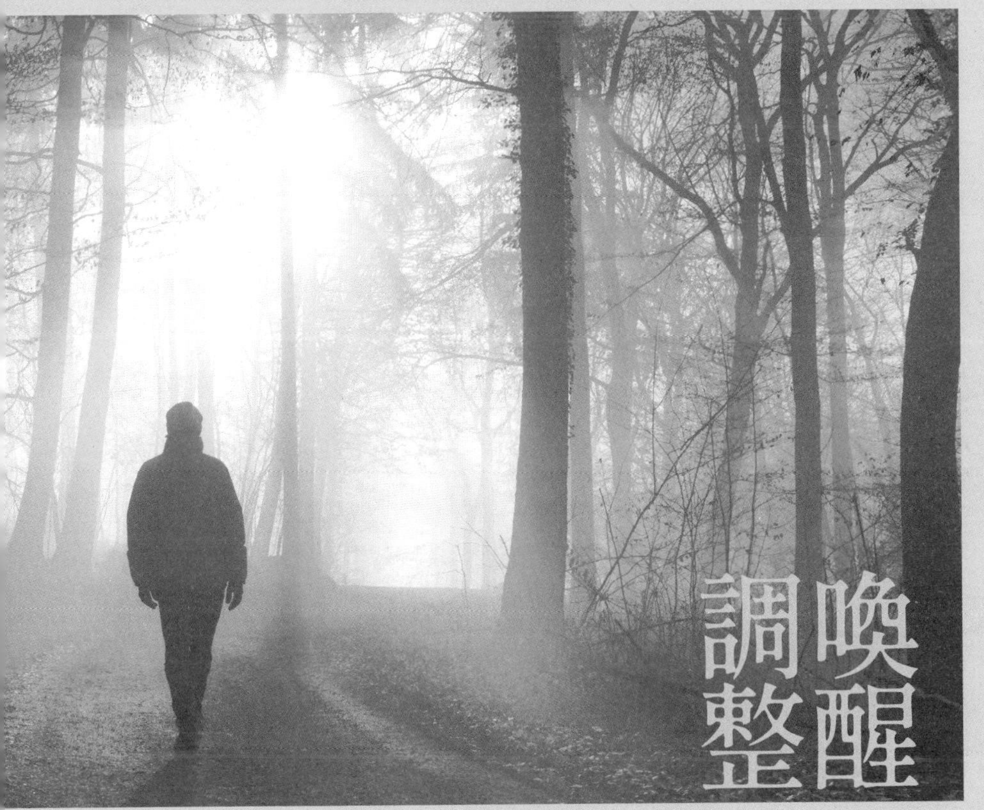

喚醒內在原力、調整人生設定

超意識與心靈溝通

林一凡／著

推薦序1

莫雪子・台灣靈氣文化研究協會創會會長

在探討宇宙的深奧哲理及普世的身心靈之大哉問時，這本書延伸許多淺顯易懂，卻又字字珠璣的呈現其眞實意涵。最令人拍案叫絕的是，在論述坊間一些無奇不有、光怪陸離的現象時，更是以獨具一格的幽默文字展現其豪邁的風趣，令人不禁莞爾。

歷經十八年的韜光養晦與淬煉，作者以其精闢的見解，解析療癒萬花筒。從催眠、NLP、靈氣、頌缽、銅鑼、家族排列、完形治療，到細胞記憶、內在小孩以及呼吸療法。將坊間的身心靈領域，個個不同的面向都羅列在此書中，讓後學者在追求新時代的浩瀚學海與技藝時，可以穩健踏實的摸石過河而不會遍體鱗傷。

在超意識催眠溝通案例的分享單元，每個案例的情節都是栩栩如生的觸動人心。這將幫助許多人能夠勇於面對自己雜亂不堪的生活，或是重新創造自己的生命藍圖。尤其是～一凡老師的心靈小帖～更是醍醐灌頂，直指人心。

在本書中所提及的「超意識」，是超感應能力、超直覺力以及第六感的範疇，誠如書中所述，每個人都曾有

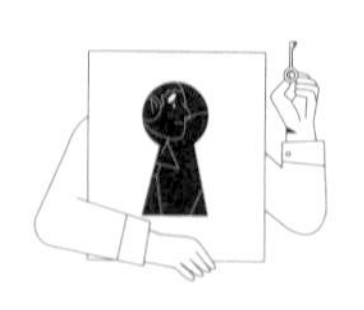

過超意識的經驗，只是絕大部分的人只把它當成是一種巧合。

如果你想擁有更和諧的人際關係，想擺脫負面情緒的困擾，發掘自身深層的價值，只需讓「超意識」引領你，你的人生將獲得難以置信的大轉變。但前提是；別讓「超意識」這燒腦的文字，使你裹足不前。你只要簡單的認知「超意識」就是高我，是你具有神性的自我，它一直與你共存。

多年來作者在催眠的領域中，以她的專業素質擁有一席之地，也累積了近五千個個案範例。透過本書的撰寫，讓更多人一窺催眠的奧妙，揭開其神祕的面紗，並將其運用在日常生活中。

在這春暖花開的季節裡，誠摯的爲你推薦這一本「超意識催眠溝通」，願你經由本書簡便的學習技巧，喚醒你內在原力，重新調整人生設定，爲璀璨的生命迎來高光。

★莫雪子

多年來持續探索著新時代的訊息，及宇宙能量的研修與運用，致力於國內外帶領「靈氣傳授」、「光的課程」

台灣靈氣文化研究創辦人、喜馬拉雅生活空間執行長

臼井靈氣、卡魯那靈氣認證教師

網址：http://www.reiki.org.tw　　http://www.hlspace.com

推薦序2

陳一德．亞洲NGH催眠師協會創會會長

有專家說地球能量場的中心在臺灣，也有世界第一的治療能量在臺灣的說法。臺灣真是地靈人傑，各種宗教活動宗教對話，都是執世界之牛耳。近年來，臺灣流行的身心靈療癒方法與課程更是琳瑯滿目。

很多西方身心靈世界級的大師，他們亞洲行的第一站都是臺灣。有太多身心靈療癒的方式與課程，到底該如何選擇？這也造成很多人的困擾。本書的作者林一凡老師，從催眠療癒的領域，不斷的擴展學習，她精通了NLP、靈氣、頌缽與銅鑼的聲音療法、家族排列、完形治療、催眠前世療法的細胞記憶、催眠年齡回溯的內在小孩、呼吸治療等等的領域。

佛法有84,000法門，每一個人都是獨一無二的，可以隨順因緣找到合適自己的法門。本書也簡單的介紹了各種身心靈課程的不同方式，可以幫助讀者找尋合適自己的方式，本書可以說是一本很好的身心靈課程的指南。很多身心靈常常會被問到的一些無法從科普找到解答的問題，在本書中作者也針對這些問題，分享了她的經驗與解答。

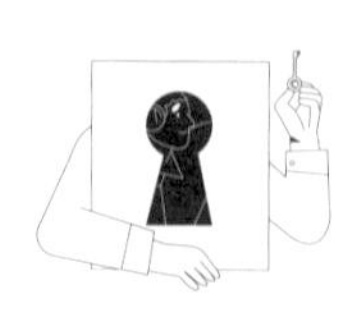

很多有關靈性的問題，本來就超越科學實證的範疇，資深催眠老師提供的經驗分享，更有助於初學者建立正確的觀念。本書最棒的部分，就是提供了一些典型的催眠案例分享。這些案例可以幫助讀者了解催眠過程，催眠師如何運用催眠的工具，幫助個案改變想法、信念，走出困境。可以了解神奇又快速的催眠療癒，是如何達成的。而且，讀者自身若有類似的困擾，也可以知道催眠是可以有效幫助的方式。讀者可以直接尋求催眠的療癒。

最後，我要感謝林一凡老師，多年來在推廣NGH催眠所做的努力！相信這本書也一定可以讓更多的國人得到催眠的幫助。但是，我覺得接受催眠療癒走出困境，只是引導個案走向心靈成長的過程，而非終點。藉由相信催眠的有效，進而走上學習催眠，成爲自己心靈的療癒師，幫助自己成爲自己人生的主人、自己情緒的主人，這就是走上修養心性的修行之路。進而帶領更多的人走向心靈成長，這樣就能成就圓滿自己的人生了！

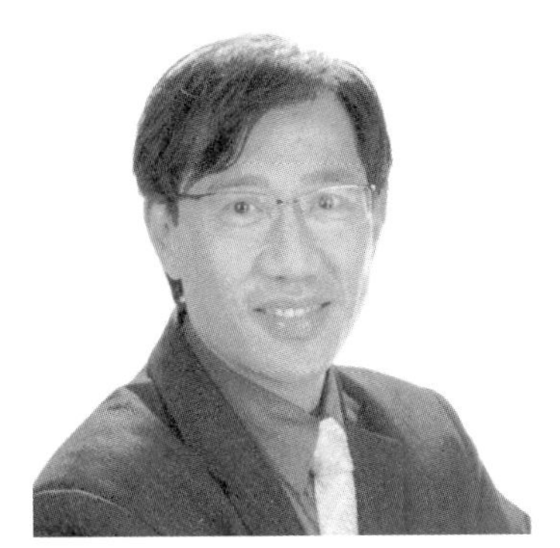

★陳一德　醫師
亞洲NGH催眠師協會　創會會長
亞洲區NGH催眠講師授證訓練師

自序

超意識催眠溝通，帶領你迎來生命高光

潛能密碼心靈科學中心負責人暨主講師　林一凡

彷彿才是昨天，到西元二〇二三年，「**潛能密碼心靈科學中心**」在台灣，走過了十七個春夏秋冬！

回想二十年前走入身心靈領域，記得我是從好奇另一個世界到底是什麼樣子開始的。

其間，我跟深層及更高智慧的「自己」相遇，經歷過實證紅斑性狼瘡的自癒，靈性領悟落實生活的衝突，之後漸漸地將生活與靈性融合爲一，並且看到宇宙空無卻一切萬有的豐盛。在學習身心靈三年後，我以初生之犢不畏虎之姿與同好創立「潛能密碼心靈科學中心」，企圖用螢火之力幫助人改變自己。

那時的我～意氣風發地認爲可以幫助所有的人脫離苦海，天眞的以爲～個案生命轉變可以由我主導，然而面對一次又一次不按牌理出牌的打臉個案，我見識到世界之大，生命的無奇不有。

隨著不同類型的個案出現，我明白傳統催眠已不足以幫助個案轉變，我必須低下頭顱放軟身段研習更多身心靈

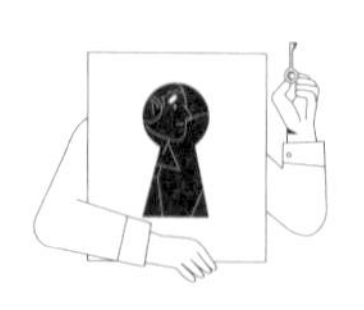

方法，讓我可以用廣闊心視角洞悉所見。

經歷千帆，最後在靈氣中學習放手，尊重個案的選擇與臣服生命自有其最適合的前路。

曾經學習以及接觸身心靈的人都知道，沒有人可以只用一種方法就把生命問題全部處理好、處理完，人間超凡覺者「釋迦牟尼佛」說：人有五觸——眼耳鼻舌身意，以及八識——眼識、耳識、鼻識、舌識、身識（以上合稱五識）、意識、末那識及阿賴耶識的存在，要解除這些問題，必須一一解結，無法一刀斬斷，因此祂開展八萬四千個法門幫助眾生離苦得樂。

目前台灣坊間身心靈方法五花八門、百花齊放，一樣樣摸索及學習需要耗費不少時間、精力與金錢，我自己就是其中一位，於是我採擷百家之長、輔以多年個案經驗印證，創立了「**超意識催眠溝通**」療癒系統，協助人～特別是未接觸身心靈或對身心靈有興趣的人，以實惠的時間及經濟成本探索自己、發展自己，俱足心量與智慧，把日子過好、事情做好、人際關係處好！

「超意識催眠溝通」幫助個案提昇理解力

我們人生活在人世間，會遇到各種形形色色的人，因爲生活經驗不同，會有不同的理解方式、待人處事模式以及信息解讀；透過超意識催眠溝通能讓個案較之前更能理解，相同事情再面對，想法及做法會跟過往不一樣。

「超意識催眠溝通」幫助個案釋放信念及細胞記憶的能量束縛

其實所謂的困難，不過是被某角度的「認知」霸屏了，只要換個角度、打破認知，原來困難就不再被視爲困難。

舉一個眞實案例，某次我在導引個案做超意識催眠溝通，在進行某個情節時，個案身上突然浮現紅疹塊（但個案沒有察覺），當個案溝通完改變其原認知後，紅疹以肉眼可見速度迅速退去。

因此，超意識催眠溝通不只能釋放信念裡的負能量，還包括身體細胞暗藏的記憶，一旦身心靈不再被舊信念或細胞記憶裡的能量束綁住，個案就能擁有不同以往的破冰智慧。

「超意識催眠溝通」幫助個案重新抓回生命主導權

多年來我透過超意識催眠溝通，在不同時間點、不

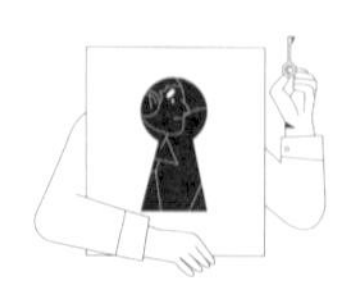

同個案身上，不約而同聽到類似的經歷內容，這個經歷在身心靈系統裡被稱爲「生命藍圖」，我要正式且慎重的說——這不是教科書上的理論，是眞實存在的，但很可惜只有部分人知曉。

很多個案在未進行超意識催眠溝通前，是根本不知道何謂生命藍圖，也不清楚生命藍圖對其生命的影響，當帶領個案了解過往經歷用意，透過領悟協助個案重新選擇，調整生命藍圖裡的設定，爲個案迎來嶄新經歷。

「超意識催眠溝通」幫助個案調解生命能量場

我們常看到，不管是自己或身邊的人，即使很努力轉變自己，例如轉念或是有意識的改變行爲、認知等，可是還是會被一股不知名的能量場籠罩，受到不斷拉扯及影響，以致身體健康受損、親人或人際關係不佳，或是所做事情、工作事業受到阻礙難行，這些情形很難靠個案意志來消彌。

解決方法只有一個，那就是看到那股不知名的能量場，進而了解該能量場存在目地並進行和解，超意識催眠溝通中的「排序導引」，能夠幫助個案進行能量調解，降低能量場的負作用力。

「超意識催眠溝通」通幫助個案啟動本俱智慧與力量

大多數人都相信頭腦，凡事要求符合邏輯，注重目標導向，很難接受生命變數，更難接受跟自己所想不合的事物。

然而，人生無常，才是實相、眞理。

超意識催眠溝通幫助每個個案將經歷內容整理出具轉變力的方法，鬆動深層的糾結（身體或意識），開展生命的柔軟度及延展性，得到直接且有力的助力（支持力），可以因應生命之流的變化，信任生命的突發變化是最適合的發生，進而相信自己有自癒的契機及幡然醒悟的智慧。

＊

如果你期待歌功頌德如神話奇蹟般的宣說，這樣的書很多，不在本書之列。

古往今來，透過無數人生命實證——人可不止只有一生，但是今生卻是最重要的時刻：

因為，在這個當下，所有的過去，未來都在當下匯合供你重新選擇，你唯一要做的是——「記起你有這個權利，千萬不要忘記」！

療癒，是綜合性的，永遠不是只有一種或是唯一某個

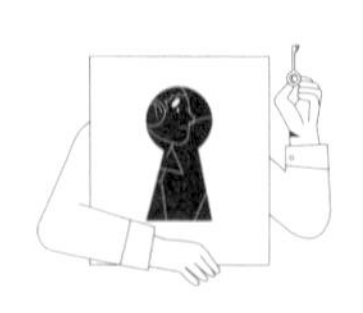

方法才是救贖。

療癒，可以是動態，也可以是靜態；也可以從內而外，也可從外而內。

療癒，可以是從心至身，也可以從身體開始進而轉變心與靈性。

＊

適逢**「潛能密碼心靈科學中心」**十七週年之際，透過本書的撰寫，一方面我想傳遞在個案中看到的宇宙智慧，這裡面沒有雞湯，只有生命不同面向的眞實演出。

另一方面爲了讓沒時間學習的朋友不再糾結、不再有任何藉口，我整理出簡便「超意識自我療癒」指南，透過簡單步驟就可以完成初步轉變。

這是一本輕風拂面像故事書的導讀小冊，讓我邀請您快速On line上線，連結超意識下載所需，不用仰望羨慕他人，幸福靠自己～彈指搞定！

目錄CONTENTS

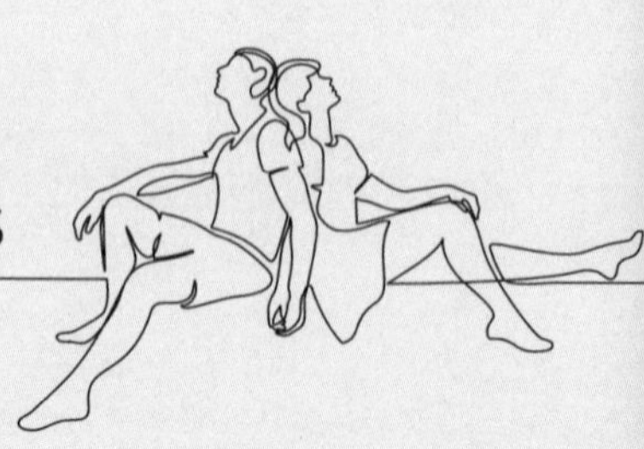

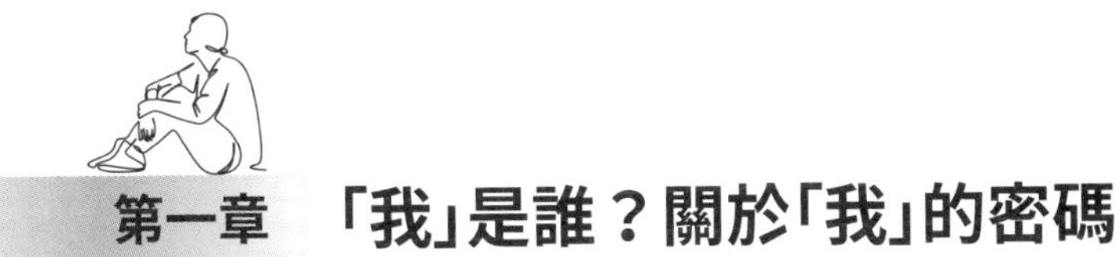

第一章 「我」是誰？關於「我」的密碼——每個人都是身心靈組合

這是一個古今中外不知經歷多少歲月、淘盡多少風雲人物，都一直在探索且不斷有新演繹的課題，雖然不易給出令所有人信服的答案，但有智之士還是為我們整理出了支字片語，減輕我們負重前行的阻力。

「認識自己」是面對生命的必經之站，也是一切轉變的最前端，更是喚醒珍貴生命意識的鑰匙，有助我們重新建構內外世界。

身為「人」，我們有義務對「人」的結構了解明白，綜合百家之見，我們每個人都具備「身、心、靈」三個界面，並且由各種不同物質或非物質狀態共構組成。

目前身心靈界最普遍採用及接納的說法，是電腦硬軟體及操作人的比擬說，如：「身」是電腦所有硬體設備及零件組合，「心」是灌進電腦裡的一切操作軟體及儲存資料，而「靈」呢則是電腦操作員，這三要件缺了一樣，電腦都無法使用或難以順利運行，身心靈三個界面彼此相依且相互影響，重要性同等、沒有分別。

身心靈指的是身體、心理、靈性。

從東方的思想指的是天、地、人，從西方宗教的想法是三位一體～聖父聖子聖靈的概念，白話來講：「神」的概念是人的投射，「人」是身心靈三者合一的整合態，不管東方或西方，身心靈三者失衡則動搖，本體也失衡。

除了以上說法外，我還收納了一些獨特且具新意的觀點，這些觀點可能會顚覆你的三觀，以及重重捶打你的頭殼，因此我希望讀者朋友能用開闊心胸來了解，因爲這些論點可以幫助我們更全面性且多元化的理解自己。

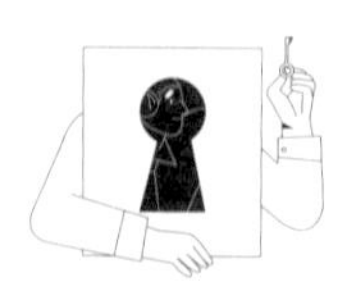

「身」——是指是外在可見可被衡量的事物，泛指有形、實體的一切

在「身」介面上，不只有單純的肉體，也包含了相關作用的影響，像是：食衣住行、健康、年齡、長相、感官刺激等，這些都是「身」的範疇。

另外，「身」也可以指外在可見、可被衡量的事物，泛指有形、實體的一切，像是金錢、地位、食慾、性慾、角色等，也屬於「身」界面，它是可以被累積、眼見爲憑的、可以讓人實際感受到，也因此我們不少人爲用這個標準來衡量，例如年收入多少爲富。

因此綜合來說，「身」這個介面包含了物質身體、能量運作、體驗感知三個區塊。

「身」介面在物質身體上，就是我們肉眼可見及觸摸、或用機器設備可以探測的身體，因爲是在宇宙運作法則下，所以會有「成一住一壞一空」的變化，最明顯地就是你會看到人出生、生病、老化、死亡到最後消失。

「身」介面在能量運作上，則是代表了「行動」、「執行」，它是心靈的基礎，若沒有身體或是身體的狀況不良，心靈也無法有效運作。

身體的能量，肉眼不可及卻影響鉅大

身心靈界給身體能量一個名詞叫「乙太體」，肉眼看不到卻真實存在，例如中醫說的「經絡」、印度教說的「脈輪」，身體能量被觸碰時是可以感覺到的，譬如我們走在路上雖沒聽到後面腳步聲，卻可以感覺後面有人靠近；又還有你本來走的好好的，頭腦還搞不清怎麼回事，可是突然停住或後退一步，下一秒你看到有人突然開車門衝出來，如果上一秒你沒遲緩腳步，那麼很有可能會被撞傷。

能量身體對身體的健康、細胞、感官、甚至生活都會產生影響，不容小覷。

身體感受擁有三大特性，
發展「覺察力」是首要之務

「身」介面在體驗感知上，則具有三個特性：

第一個特性：「身」界面受限於當下。

很多人喜歡刺激的極限運動帶來的刺激感，然而那個興奮感過了就沒了，因此喜歡的人必須常常做，才能再度擁有感覺。

第二個特性：「身」界面時刻都在變化中，永遠動

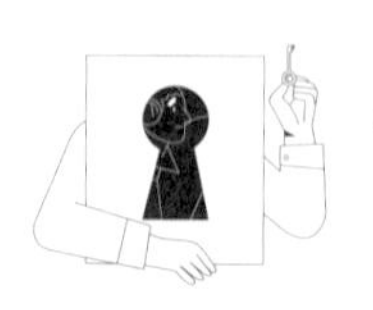

態。

以一整天冷氣團來講，即使是冷的要命，一天裡各時段冷的感覺都不相同，它永遠在變化中。

第三個特性：「身」界面沒有恆定的存在，只是目前還在。

我們以「金錢」來說明，我們把錢存進了銀行不動，隨著時間移動金錢會貶值，也就是一樣的金錢但價值卻不同了。

因此，要維持「身」界面的品質，就要發展覺察力——「有感知覺察身體及其延伸的部分」、符合自然之道的「養身」，以及「有目標性訓練身體行動」，才能降低身體損壞帶來的退化及病痛問題，還有為自己爭取行動上最大的自由。

「心」——是指心智運作模式，包括「知」、「意」、「情」三個部分，各成系統且交互影響

「心」雖然並不像「身」介面那麼具體，卻擁有決定性的地位，也爲「身」界面帶來強大的力量。

舉例來說像運動，每當我們累個半死，想要休息的時候，「身」所透露的訊息是要我們停下休息不要動了，但「心」跟自己說：「加油，我一定可以的」，這樣的心念就會激活身體堅持下去。

心界面的「知」，主要運作模式是「認知」，最後發展成「理解」

從「認知」變成「理解」要經過一道程序～那就是「實際應用」。

當人有所「體會」時，才會逐步產生「理解」來，就像我們背了很多數學公式，透過做習題才知道對公式是否理解。

除了知道、理解外，「知」還會引領人對萬事萬物產生「好奇」，好奇會讓人想去探索、想知道箇中原委、想明白發生了什麼事？以及爲什麼？

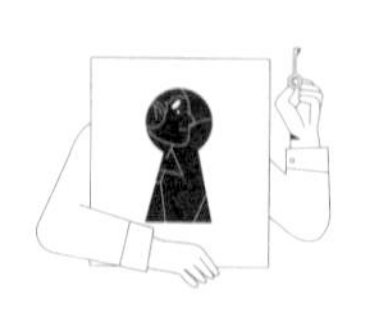

從小到大的我們所受的教育，包括我們主動學習的各種知識，大多屬於「認知」的層面；在人類成長的道路上，會使用各種關於「知」介面的能力，例如：觀察、記憶、辨別、分析、歸納、整理、思考等，這些能力有些人強、有些人弱，這些能力的啟動鑰匙，則來自人的「情」與「意」。

心界面的「意」，有如內在世界的聚光燈，由「意念」、走向「意向」、最終形成「意志」

「意」指的是「意念」，意念是思緒的流動，它類似內在世界的聚光燈，讓我們能夠聚焦在特定的目標上。

我舉看電影的例子大家就能明白：當我們隨著劇情的推展，會建立一份認知：誰怎麼了、發生了什麼事？電影的目標和主旨是什麼？

我們看電影的過程當中，意念的流向，決定了我們要專注在哪些項目上。

除了專注外，「意」還可以展現「選擇」的能力。

舉例來說，你想要靠走路運動，你是要選擇自己健走，還是上健康房走跑步機。

我們先會聚焦在自己健走的資訊上，認知它的優劣點，然後再聚焦健身房跑步資訊，認知它的優劣點，在考量了這些資訊和感受之後，做下決定。

那道決定就是意念，意念形成了「要」的力量後，蛻變爲「意志」。

意念其中一個重要的影響是「切入點」，切入點來自「認知」與「理解」，它默默運行影響你衡量事情的角度。

比如說，上健身房又或者是自己健走，你的切入點是因爲方便還是經濟考量呢，那你的選擇就會不一樣。

「意」讓人可以選擇，形成了「自我意志」

以下，我繼續深入說明「意」的運行機制。

在我們未選擇前，意念是四處奔流的。

當「意念」流動漸趨一致時，會形成「意向」，至此我們大概會有一個要去的方向。

在意念前往目標的旅途中，會蒐集各種「知」與「情」的素材，不管是認知還是感受都會逐步累積、並且集中到愈來愈強烈，進而形成「要」的力量，之後「意」就會跨越了心智的空間，作用在外在世界。

正是「意念」轉爲「意志」的過程，讓我們擁有了

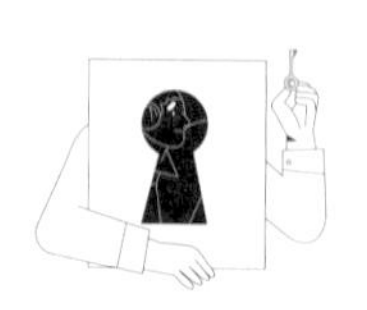

可以選擇的自由意志，而這份自由意志，正代表或證明了「我」的存在。

「掌控」與「支配」，也是意界面的兩種特性

既然講到選擇，就不得不說「掌控」與「支配」這兩種力量，它是意界面特性的展現，在本質上沒有對錯是非，就跟刀一樣，你說刀是工具還是凶器，其實全看用到哪裡去。

同樣是人，你會發現有些人比較理性，有些人比較感性，這是因爲「意」讓你在「知」與「情」兩心智運作中更偏向其中一邊而已，重點是：你會怎麼「選擇」？

我的看法是：感性（情感）是你的一部分，理性（認知）也是你的一部分，它們都不是你，你有選擇的權利，所以你怎麼決定都是可以的，要改變也是自由的。

心界面的「情」，簡單來說，就是指人的「情感」、「情緒」，它與「知界面」相依為用

在心界面的運作上，「知」與「情」界面是同時運作的，雖然事情會因爲這兩界面強弱作用力而有不同的結果，但仍然無法分離兩界面相依度。

舉例來說，我們今早去附近的早餐店買早餐，發現老板臉臭臭的，跟他講話也不怎麼搭理，讓我們心裡不太舒服，然而我們當聽到前晚早餐店老板的母親急病送醫病危中，本來對早餐店老板那股不舒服情緒就一下子平了，反過來體諒起老板祝禱老板母親儘早康復。

再拿看電影來說，隨著情節的推展，我們跟著劇情起伏經歷演員的喜怒哀樂、悲歡離合，不光如此，我們也會認到事情會因爲何種緣由而導致何種結果，進而讓自己有所領悟而醒覺。

以上這兩個例子，讓我們看到「知」與「情」界面是兩者互爲因果、相輔相成。

「情界面」主要透過「感情」、「情緒」來展現

很多人會問，「情感」跟「感情」有啥不同哩？

心理學把「情感」定義爲：「人對客觀現實的一種特殊反映形式，是人對於客觀事物是否符合人的需要而產生的態度的體驗。」

「情感」是人是對事物好惡的一種心理傾向，如「滿意」、「不滿意」、「高興」、「憤怒」等，換句話說，

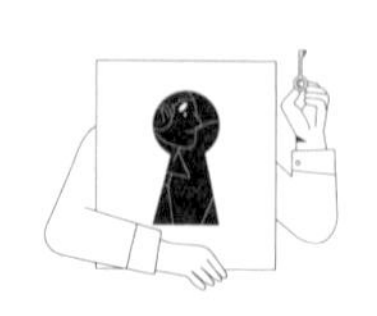

「情感」是人的一種心理活動、心理體驗、心理傾向。

「感情」則是人內心的各種的感覺、思想和行爲的綜合狀態，包括對外界刺激而產生的心理反應及附帶的生理反應，如：喜、怒、哀、樂等，「感情」是個人的主觀體驗和感受，常跟心情、氣質、性格和性情有關。

「情緒」常和心情、性格、脾氣、目的等因素互相作用，也會受到荷爾蒙和神經遞質影響。

無論正面還是負面的情緒，都會引發人們行動，儘管一些情緒引發的行爲看上去沒有經過思考，但實際上是「意界面」引發產生的，原來本意是讓人類自動趨利避害，做出更利於生存的選擇。

舉例來說——恐懼的情緒，可以讓人避開禍事而趨向平安而活下來；像憤怒的情緒，多半人認爲憤怒不好，然而有時它卻可以讓人害怕、後退，令他方屈服，讓事情往你想要的目的靠攏。

情緒是必須存在的，人們除了藉助言語進行交流之外，還會通過情緒流露出來的表情，傳達不能用語文表達的隱晦思想與意圖。

感情與情緒因為出現先後、維持時間及感受力度而有差別

然而，還是有很多人對於感情及情緒是傻混淆不清。沒錯，這兩者有相同點，都是對人事物產生的主客觀的綜合感受體驗，不同點是情緒出現較早，它會伴隨情境，而且其發生時間多半爲暫時、一下子，並且其感受度較淺；情感則是出現較晚，它需要較長時間醞釀，維持時間較長並且感受度深刻。

就好比說：喜歡跟喜愛，「喜歡」偏「情緒」，而「喜愛」則是一種「感情」。

再來，情緒是爆發性的，突然就出來，無法理性控制；但感情就不一樣了，它是可以受人的心智制約而內斂隱藏的。

「情界面」管理已成為時下流行「成功學」

由於人的「情界面」是可控性的，人越老辣對「情界面」控制力就越強，比如內心明明悲痛不已卻不會嚎啕大哭；分明對某人不滿意厭惡至極，見面時卻滿面笑容。

自從國外知名大學紛紛開設「情商管理」課程後，「情界面」就一躍檯面成爲流行「成功學」一支，各種論

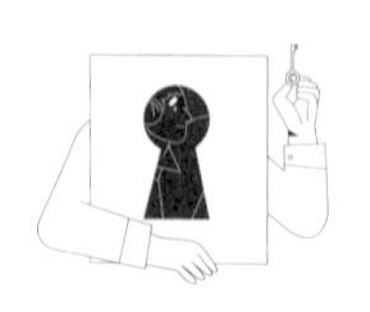

調此呼彼起，綜合國內外東西方論點，情商管理主要在教導人～了解並同時分辨不同情緒、了解情緒—認知—行爲之間緊密互動的關係、有管理情緒及恰當表達情緒的能力、能敏銳觀察（察覺）他人與自我情緒的能力。

高「情界面」目的～是爲了增進一個人的溝通能力，減低焦慮與壓力，改善人際關係，進而提升同理、同情他人的能力，強化克服人生困境的能量。

「靈（靈魂）」——是精神向度的「自我」，是一種內心深處的指引或召喚，以及想要成爲或體現出來的狀態

在身心靈三架構裡，這是最難表達的，尤其我很怕大家動不動就跟怪力亂神綁在一起；它不像「身」那麼具體，也不像「心」那樣可以認知、意會、感受，那麼「靈（靈魂）」到底是個什麼東西？

如果非要給「靈（靈魂）」一個說明，我會說它比較傾向：一種來自內心深處的指引，它是成爲或體現出「自我」（區別與他人不同）的狀態；「靈」～無形、無色、無感覺、無法確切以語言表達，即使用到語言，也不過是貼近似的描繪而已，不是本尊喔！

很多人試著用宗教、信仰、靈性角度來註解「靈（靈魂）」，我建議讀者凝神靜觀，找出你最接納的觀點；即便如此，我還是拾人牙慧以佛教及新時代賽斯觀點來試圖描繪：

所有東西都是有意識的，也都擁有一個靈魂性（soul-nature），靈魂是沒有階級的，靈魂是存在每個東西內的生命，這點兩者是有共識的，而且都認爲沒有一

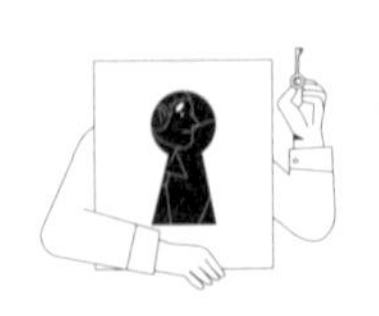

個已完成或固定的靈魂。

佛教其實是否定靈魂存在的，佛教認爲意識隨著業力顯現而隨類賦形，有了身心界面，半點不由人；而賽斯則認爲，是靈魂意識創造了自己，並非身不由己。

「靈（靈魂）」超越了身心界面，即使身心滅亡了，依然有作用力

佛教說靈魂意識進入因緣和合的肉身，卻以爲那是眞我，於是有了我執而執著世間假相、於是生死輪迴無法出離；賽斯則說是最初具創造性的存有，採用分靈狀態進駐肉身，經過長期磨合而有了身心靈的新存在身分。

然而不管是哪派說法，「靈（靈魂）」都可以被歸納是精神向度的「自我」，它具有牽引的力量，能帶領人前往要去的地方。

「靈（靈魂）」超越了身心兩個界面，即便身心滅亡了，也依舊能繼續發揮影響。

這樣講還是很模糊抽象對吧，那這樣好了，我們直接講～怎麼樣才可以觸碰到「靈（靈魂）」這東西？

其實，當我們全心全力爲自己生命負責，找到自身存在的意義並實踐出來，會感受到一種前所未有的愉悅及滿

足，那個感受超越了目前身心向度，以一種根本且純粹不帶任何目地（期盼）的完整樣貌呈現，如孔雀開屏般展現「靈（靈魂）」本初、了知所有、創造的本質與力量。

禪宗有一個名偈很美地形容了這一刻：

我有靈珠一顆，久被塵勞封鎖，

今朝塵盡光生，照破山河萬朵。

＊　　　　　　＊

講完了坊間東西方對靈魂的主要見解後，我來回覆很多人問我的問題～人死後如果有靈魂，靈魂會去哪裡？

這個取決於死亡前最後五分鐘當事人在想甚麼，對於前往下一個旅程有很大的影響；同時，死亡時深信的宗教觀，也會影響靈魂的自我判決、以及所去之地。

如果帶著遺憾離開，那麼下一世將會再度經歷到跟這個遺憾有關的人事物，學習圓滿不再遺憾。

如果帶著恨意離開，那麼下一世將會再度經歷跟這個恨意有關的人事物，進而學習放下「恨」。

如果帶著圓滿離開，那麼靈魂意識則會回歸圓滿之地休息，之後再換個新課題，重新踏上新的旅程。

＊　　　　　　＊

整治了這麼一大堆身心靈說明，不外乎是希望讀者朋

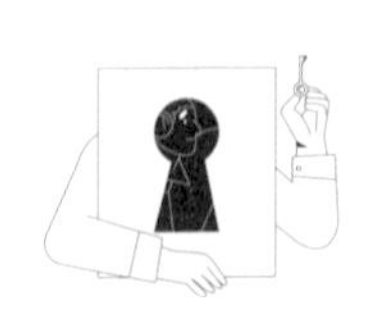

友們了解——身爲「人」擁有無比壯闊的可能性，做人是稀奇尊貴的，無論處在什麼劣勢及低潮，都要懷抱光明及希望，不要輕言放棄！

當你耐心理解完身心靈三界面中不同的自我，我相信對於生命發展，你會有不同的眼光及設定，至於你要用哪一界面來代表及展現「自己」，全部由你「決定」！

記住～我們永遠有「重新選擇」權！

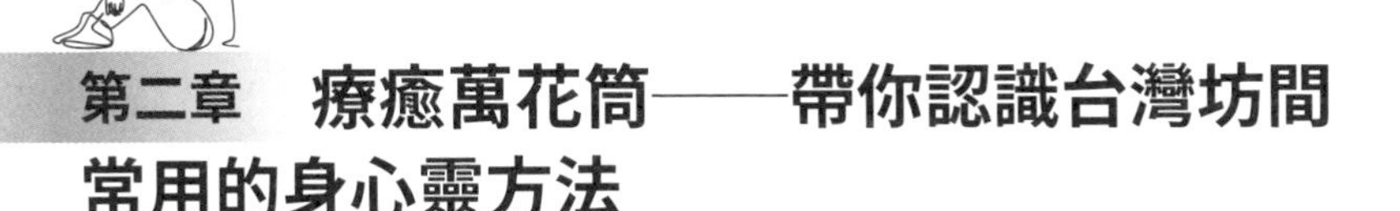

第二章　療癒萬花筒——帶你認識台灣坊間常用的身心靈方法

台灣眞的是個「寶島」，是思想自由極度奔放的國度，生活在此的人十分幸福：台灣出版界嗅覺靈敏，世界各地身心靈新出版品，不用多久時間，就有翻譯書同步上市；不論傳統或新創，世界有助於人的理論方法，就會有人花費鉅資、時間，不辭千里前往取經並引進國內；而國人在修習身心靈後，也會拆解融合加上己身體悟，開闢獨創見解，成爲一方助人之士。

細品台灣幾十年來身心靈界繁花似錦的創辦人背景，不約而同都在催眠、NLP、家族排列、靈氣、銅鑼或頌缽、完形治療、內在小孩、細胞記憶、呼吸法中學習與經歷，這間接說明了這些系統方法對國人助益甚多且融合度高。

有鑑於在療癒的路上，讀者可能有因緣接觸到各式各樣的身心靈療法，而每個身心靈療法都有其專用療癒名詞及操作手法，人這個生命體是複雜且精密的，沒有一個方法能全部處理生命全部的問題，因此必須像拼圖一樣，一樣一樣用不同的方法進行療癒，因此在「超意識催眠溝通」的療癒過程中會兼融採用多派的方法，就像人間大智者、導師——「佛陀」，會因應眾人根器及需要，開立八萬四千個法門，來處理各種人的各式煩惱。

於是，我以一個學習及過來人的際遇，野人獻曝提出個人淺見，爲想要學習及療癒的讀者們提燈，陪伴大家在身心靈摸索的路上，減少顚仆爬行的時間、精力及金錢上的耗損。

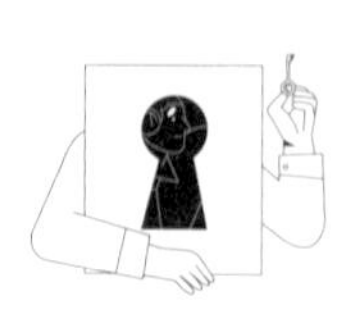

打開潛意識黑盒子——催眠

催眠是台灣身心靈使用方法中最廣爲知曉、並且進入台灣的時間最早，因此我優先介紹。

一講到催眠，很多人腦海就會浮出電影裡各種催眠橋段，如：透過催眠緝兇破案、用催眠找回前世記憶，甚至催眠控制人做各種犯法事。

催眠眞的如電影所敍，可以挖出各種鮮爲人知的祕密嗎？催眠到底是啥回事？

我以多年接觸、學習各種催眠方法做個彙總，言簡意賅來說明。

「催眠」是指一種特殊情境狀態，雖然都是閉眼，但跟睡覺不一樣。

進入催眠狀態是淸醒、淸晰並且高度集中精神，被催眠者跟著催眠師的引導，專注集中在五感中（視覺、聽覺、味覺、嗅覺、觸覺），在深層放鬆中進入潛意識，進而得到平常我們無法得到的潛在訊息。

催眠是調動人的腦波，進入意識，重新詮釋事件並清除舊印記

在整個過程中，被催眠者腦電波會由Beta波轉成Alpha波再進入Theta波；Theta波屬於潛意識層面的腦電波頻率，會令人感官印象變敏銳，藉此幫助被催眠者找到問題核心，重新詮釋事件，消除被催眠者隱藏在內心深處影響日常生活的印記，如：不明事由的負面情緒，不斷吸引類似負面事件發生，或是數代家族遺傳病史等。

「催眠」雖然很有用且被國內外心理界、學界甚至醫界認可，但對於無法集中注意力（精神）、不願意面對及改變的人、不相信催眠且抗拒引導指令的人、無法以正常語言溝通者（如：年齡太小、語言表達有障礙）、有宿醉或是長期使用精神藥物的人來說，「催眠」是無能爲力的。

關於催眠，很多人心中的疑慮，不外乎以下幾點：

一、催眠師是不是可以操控我的意念、行爲，讓我做出我不願意的事？

NO！都怪電影把催眠演壞了！

在催眠全程過程中，你是清醒的，若是催眠師下了不

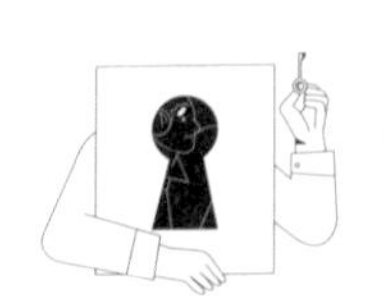

符合你意願指令時，你是可以斷然拒絕的。

二、催眠師不就全都知道我的祕密了嗎？

要解開困惑的點，你確實會說出很多隱私、祕密，有些是你早已遺忘不記得的，又或者是完全不知道、陌生的，例如前世檔案。

身爲一個合格的催眠師，守護個案隱私本來就是職業道德所在，即使個案的身分是政治人物又或是演藝大咖，就算可以爲催眠師的名聲鍍金，這都不可以因此而洩漏個案隱私。這也是我要求你必需愼選有職業操守的催眠師的理由。透過官網或是網路平台，觀其言，勘其行可以大略得知這個催眠師是否適合你。

之後，請不再擔心這個問題，信任你的催眠師，讓他帶領你翱遊內在世界，就能得到內在智慧給你的禮物。

三、催眠時看到的是眞的嗎？

這個問題是最多人質疑的。

在這裡我要好好說明及澄清，很多人習慣眼見爲憑，然而即使看到了就代表那一定是眞的嗎？

我想有智慧的人都知道～不見得！

在催眠過程中不管你看到什麼，都是你內在世界給你的訊息，可能是你眞實曾發生過程，也有可能是虛擬場景，就像現在時下熱門的「元宇宙」，你只是套上一個身分去身歷其境罷了。

不要拘泥眞或假，重點是你經歷完了催眠，觸碰到那個事件是否有收獲，你回到正常生活中，你的觀念、想法或做法是否擁有正面的態度及清晰方向。

四、催眠可以追溯前世記憶？

答案是：「可以！」

潛意識儲存了你曾經歷過一切的回憶，是你在時間、空間和生命週期中發生的所有事情的信息庫。

除了這世你從母親子宮裡出生到現在資料外，你今生之前的資料全部都在，科學家愛因斯坦說：「能量不滅」，也就是說一切發生形成的能量無法消滅破壞，只會不斷轉化其形式；所以，我們可以回到這一世前的時空，了解前世如何影響今生。

催眠並非要證實我的前世是誰，而是透過這個可能是潛意識創造的古代故事，從中我們有學習與領悟，放下的那道門，說是前世故事，只是讓自己更有理由去放下。

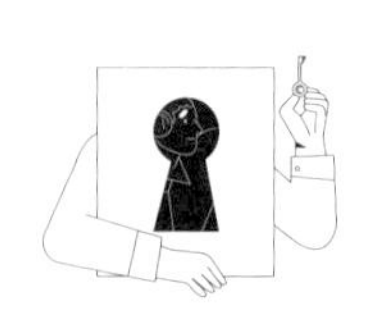

透過催眠——我洞悉到「現實」是被人「構建」出來的，當我們瞭解創化這旅程的目的及用意，就可以爲人生全然負責。

另外，有人問我：如何運用催眠來深化或加強自己的直覺力？

我先聲明：這絕不是商業話術啊，請上有證照的催眠課程或是找有證照的催眠師協助您。

每個人出生都有直覺力，只是隨著教育、生活經驗，還有一些制約，這個直覺力被掩蓋或是鈍化掉了，直覺力可以算是「靈」力的展現，要從潛意識進入，將掩蓋在直覺力上的沙塵清除掏淨，你才能無條件的「信任自己」，讓直覺力迸出！

2. 致力改變人的認知——NLP

在台灣身心靈方法及系統中常見NLP的身影，而且很多廣告或行銷都會應用NLP模式與大眾溝通，到底NLP是什麼呢？

NLP是Neuro-Linguistic Programming的英文縮寫，中文翻譯爲「神經語言程式學」，是一套綜合心理學、神經學、語言學與人類感知，而組合的心靈與行爲療癒的技術。

神經：是五感的意思，包含五感體驗（視覺、味覺、嗅覺、聽覺、觸覺）。

語言：是我們表達的方式，可以分爲語言跟非語言（說話或是行爲）。

程式：跟電腦程式的意思相同，我們可以假想我們大腦中有不同的「程式」，會依照輸入的內容（頻繁、強烈程度）而產生結果與反饋（也就成爲我們的反應），好的軟體程式可以幫助我們有效地解決問題；反之，不良的軟體會讓我們經常陷入困境。

NLP是由美國加州大學聖塔克魯茲分校（UCSC）

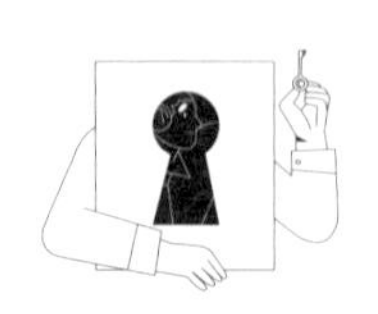

的語言學家約翰・葛瑞德（John Grinder）博士與數學家兼電腦專家理察・班德勒（Richard Bandler），於一九七五年共同研發創立。

這兩位學者致力研究當代四位卓越心理諮商師，對象有：溝通大師葛瑞利・貝特森（Gregory Bateson）、催眠治療大師米爾頓・艾瑞克森（Milton Hyland Ericsson）、家庭治療大師維珍尼亞・撒提亞（Virginia Satir）、以及完形治療創始人弗烈茲・皮爾斯（Fritz Pearls）。

爾後，他們又融入了語言學、心理學、人體工學、精神生理學等領域的概念，發展出任何人都能輕易學的實用技術，也因此NLP被稱爲「實用溝通心理學」。

在歐美各大新聞週刊、財經或管理雜誌中，不時會刊出各行各業專業人士，如高階經理人、運動員、政治家、藝人等等，透過NLP幫助其事業及個人生活質量飛躍提升邁向高峰的報導。

NLP滿足人想要複製成功模式的渴望

成功人士的經驗複製不容易，但其卓越的心智模式可則以模仿，置入人的大腦中，NLP幫助人們瞭解——在溝通過程中的身心行爲互動關係，讓你可以透過觀察別人的行爲、聆聽其語言模式，從而理解對方的思想及內心世界，因此NLP又有「大腦操作手冊」稱譽。

NLP身心語言程式學有十二個基本「假設前提」，爲研習使用者所遵循：

一、每個人都不同，也就是沒有兩個人是一樣的。

二、一個人不能控制另一個人（尊重他人原則）。

三、有效果比有道理更重要。

四、只有由感官所構造成的世界，並沒有絕對的眞實世界。

五、對方的反應是溝通的目的和結果（溝通的內涵決定了對方的回應）。

六、重複舊的做法，只會得到舊的結果。

七、凡事都有最少三種解決方法。

八、每一個人都會選擇對自己最有利的行爲，因此人人會在各種限制下作出最佳的決定、行爲。

九、每一個人都具有使自己快樂成功的資源、條件。

十、任何一個系統裡最靈活的部分，是影響大局的最大因素。

十一、凡事沒有失敗，只有回應信息。

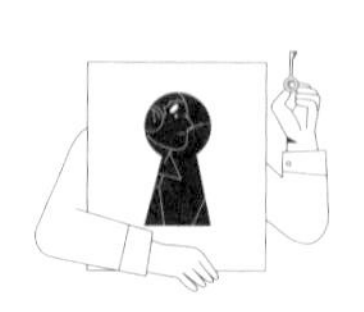

十二、當動機和情勢都沒有錯，只是行為沒有效果。

NLP十二個法則中，「有效果比有道理更有用」法則，特別深得我心。

四種人型，NLP對應技巧各有不同

人雖百百樣，但NLP將人分成分四種類型：視覺型、聽覺型、感知覺型、體覺型人，再給予四種類型人不同的對應技巧，以期達到影響、說服、溝通他人的目的。

我知道，中外對NLP有沒有效、算不算是心理科學的爭議一直不斷，我個人對NLP主要有兩個觀點：

一、NLP老師（教練）很重要，不管是幫助自己或是團隊。

好的NLP老師教練會拉高人的理解及溝通層次，以細緻技術協助人們邁向想要的結果。

二、NLP是否有效，取決於使用者的起心動念。

NLP老師（教練）是很重要沒錯，但絕不是把責任推給老師（教練），所有的方法都是工具，效能達成度多少，使用者的起心動念是關鍵。

不諱言有些人功利色彩重，在使用技術的同時偏離了NLP原本「你好、我好、大家好」的三贏精神；在台灣也有很大一派是以行銷導向為主，這也讓大部分人覺得NLP是搞催眠洗腦的感覺。

我個人對NLP認知——花招是一時的，最重要的還是要好好向內覺察和探索，才會真正有體會。

NLP著重在認知上的改變，不在「斷根」

NLP效果類似覆蓋法，用新的認知去覆蓋舊的認知，例如我討厭檸檬的酸、喜歡蘋果的甜，於是將蘋果的「甜味」去覆蓋檸檬的酸味，使我看到檸檬時不再厭惡。

NLP不考慮人的細胞記憶，也不主張人去面對創傷問題，而是強調在「當下」——感知路徑改變、信念改變，人就跟著改變。

「當下即威力點」效力我承認有，但我在意的是回到現實的個案，會不會因為細胞記憶或傷痛印記未被處理，其作用力被生活觸發而把個案打回原點。

從我臨床諮詢經驗中上發現，NLP在幫助人「轉念」上效果顯著，但不大適合做「創傷」療癒，因此我會先處理個案創傷裡的細胞記憶，之後再用NLP做信念導正或重塑認知、情感、行為模式，這樣的療癒效果就很圓滿。

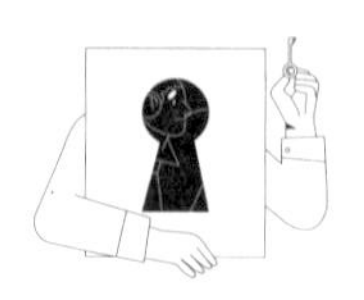

又或者在個案怯懦沒有信心，無法面對過去時，我會先用NLP讓個案先經歷過去一些成功經驗，幫助個案建立信心、能夠面對問題。

我再說一次，沒有一種療癒方法，可以從頭到尾處理人的靈心身所有問題，因此會採用多種療癒手法，至於療癒方法的先後順序及比重，全視個案而定。

在坊間，NLP應用在成功學、直銷及激勵上很多，會積極要求學習者必須經常回去上課、充電，這是因為NLP運用一些訓練活動或觀念，激勵人打破舊有認知、令其迅速轉念，覺得一切好有希望、自己好有力量。

舊信念或認知打破，並不代表原生家庭帶給人的創傷印記及作用力被打破、或消除，潛在慣性作用依然存在；再來，NLP有效是建立在你能察覺到的部分，在你無法覺察的區塊，NLP難有用武之地。

3. 傳導宇宙生命能量——靈氣

介紹完台灣身心靈方法兩大流後，我繼續爲讀者朋友介紹靈氣（Reiki），這也是我個人十分喜歡且使用的身心靈療癒方法，因爲它簡單、沒有負作用（不管對被療癒者或施作者而言）。

靈氣（Reiki）一詞源於日本，意指宇宙生命的能量。

宇宙能量是本具的，一直在，存在任何事物中，不是只在天空之上

所謂宇宙能量，不僅是你以爲天空以外的能量，我們地球上的山川大地、海洋、風、植物礦物等等都充滿了能量。宇宙能量透過施行者的管道，如：施行者雙手，傳送至被施行者身上，進行能量平衡。

靈氣是一項對施行者有利的療癒技術，可能施行者本身也有能量堵塞或凝滯固化狀態，宇宙能量透過施行者管道，同步也會打通施行者的能量渠道，清除負面能量及阻塞，獲得十分之一到二的療癒。

靈氣，完全由宇宙能量與被施作者的靈魂（潛意識）

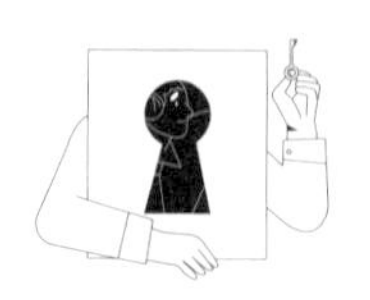

達成共識，來決定要療癒到多深到何種程度，施作者只是管道、通道而已，不會有沾黏病氣、負能量問題產生。

因此，靈氣對施作者而言，是輕鬆簡便又很有用的能量療癒技術。譬如個案有胃痛問題，施作者不用去想我要怎麼做、怎麼樣進行療癒，不需要剖析可能原因、不需要具備任何諮商知識及能力、不用開口講話就能進行療癒。

如何知道自己能量有沒有平衡呢？

我們人吃五穀雜糧，心內有七情六欲等情緒，在經歷這些之後，能量會有漏失、淤塞、過剩而不平衡現象，靈氣利用宇宙能量高頻振動給予人體能量淨化、補充、調節，帶來和諧愉悅豐盛的生命品質。

能量不平衡可能導致生病——從靈氣角度來看，人之所以會病痛，不完全是外力的傷害，更多是由長期看不見的內在情緒累積而引起的不安，而靈氣可以讓能量流過全身，清理如悲傷、恐懼、焦慮負能量產生的阻礙，讓人們身心達到平衡。

目前許多現代歐美各國的大型醫療機構，已將靈氣列爲國家認可的輔助療法，不少醫院把靈氣納入醫療服務中，也有保險給付，還有醫學院把靈氣納入選修科目學習中。

在台灣的靈氣發展現況

靈氣療癒概念在台灣屬於中青成長階段，常被誤解成怪力亂神，其實靈氣在西方醫療體系中相當成熟，實際的用在第一線病人身上，已被看作輔助醫療的一環，對病患、家屬甚至醫護人員的身心狀況有很顯著的效果，成爲現代少數被肯定的能量療法。

在台灣，靈氣發展幾乎都是「臼井靈氣」系統或是跟其有關連，臼井靈氣課程研習等級從一級、二級到三級（又稱師父級，可以爲他人點化，開啟能量通路），所謂靈氣療癒，是透過療癒師的「手」，把靈氣傳送到你的身上，所以療癒你的不是療癒師，而是宇宙源源不絕的生命能量。

「臼井靈氣」是靈氣派別之祖

既然講到「臼井靈氣」就不能跳過發現者「臼井甕男」先生。

臼井先生出生於一八九五年八月十五日，在日本的岐阜縣山方郡谷合村，當他的學生提出爲何西方有徒手治療的神蹟而東方爲何沒有？他翻閱了無數佛教經典，仍沒找到確切的答案。

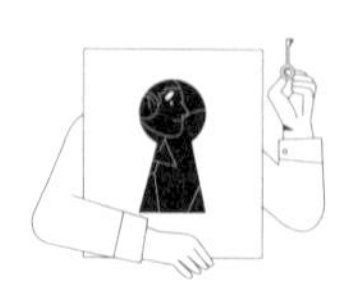

一九二二年臼井先生進入了日本著名的聖山——鞍馬山，進行爲期二十一天的閉觀修行，一直到第二十一天，靜坐中的他，彷彿被落雷打到一般全身通電，在幾乎昏迷的過程中得到了4個靈氣符號，進而全身充滿溫暖的感覺，自此有了驚人的徒手治療能力。他發現只要將手放在人的身上就可以傳送靈氣，他的雙手從此具有神奇的療癒力量。之後以義工的方式幫助流民收容所的因病無法賺錢工作的流民們治療。而這些人也確實身體康健後離開流民收容所。臼井先生很高興能幫助到他們回歸社會。一段時間之後，離開的流民又回到流民收容所。臼井先生大爲不解，既然有了健康的身體可以工作，可以再度讓生活有尊嚴了，爲何還會再回來呢？健康的流民回答：在這裡有片瓦遮天，每天雖吃不飽但至少有顆飯糰止飢。出去工作的話收入微薄不足以溫飽還累得要命，我們還不如回到這裡。這個經驗讓臼井先生醒覺：助人需有智慧的慈悲而非單純的悲憫。因此他離開流民收容所開始開班授課，並要求學生與個案在生活中落實靈氣五守則。

在臼井先生的學生林忠次郎、及深受靈氣之惠的高田哈瓦優女士（後被點化成爲靈氣師父）大力拓展發揚下，「臼井靈氣」走進世人的眼簾，在嚴謹、講究實證的西醫界站起來且受到認同。

關於靈氣，有不少人詢問我，我將衆人的問題彙整一併回覆。

靈氣和氣功有什麼不同？它有個「靈」字，跟靈體有關嗎？跟通靈有關嗎？施作靈氣者和個案之間的氣會相互影響嗎？被施作時會有什麼感覺？靈氣可以用科學的方式呈現嗎？爲什麼要做靈氣療癒，有什麼好處？

問題一大籮筐，這是對靈氣有多少愛恨情仇啊！好了不囉嗦，我馬上爲各位看倌一一道來！

靈氣釋疑——靈氣到底跟人有啥關係

我先回答氣功與靈氣的差異性。

靈氣是使用宇宙生命的能量，而且與生俱來就可運用的能量，氣功則是需要自體修練存氣，一個是管道的概念，一個是容器的概念，這能一樣嗎？

靈氣，這兩個字是日文漢字，日文意思是指宇宙天地自然之氣，並非中文的「靈魂」的意思，跟通靈或是靈修沒有一丟丟關係。

施作靈氣者和個案之間的氣絕對不會互相循環交流。施作者是「管道」、「管道」、「管道」，很重要所以講

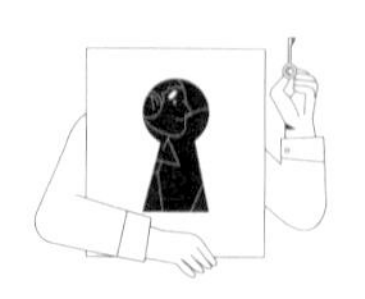

三遍。而傳輸的靈氣是宇宙的、不是施作者自己，宇宙能量是純淨零汙染。療癒後，宇宙能量回歸大地淨化、重回宇宙能場，因此僅有單向流動而非雙向流動，請問哪來沾惹互動之說，眞是想太多。

被靈氣施作時，到底是什麼感覺呢？

有的個案說會很想睡，這是因爲宇宙能量正在調整失衡的自律神經；有的個案則說他感到很放鬆，身上累累感覺都跑出來了，這是因爲壓抑的情緒被釋放了；總而言之，各人有各的調，因人而異，有的人呢感覺挺豐富的，有人則是啥感覺都～木（沒）有！

有很多感覺是表示你背負的包袱很多，沒太大感覺的反而是好感覺喔，那表示你很正常、身心無礙，當然也有另一種可能，那就是你一直以來習慣壓抑情緒，不在意自身感覺感受，在接受靈氣能量療癒時多半也會無感喔。

當然，這個無感也是形容詞，像有人覺得沒他預期般的激烈，也會認爲無感。

有人呢對靈氣躍躍欲試就來問我：他是感覺遲鈍型，能感覺到嗎？

靈氣是透過身體感知的，並非摸不著碰不到，我在教授靈氣或施作時，會教學員或個案先覺察自己的身體感覺——稍微搓搓雙手，隔個十公分兩掌相對，感受氣感的存在——這個氣感很可能是熱熱的，也可能是像碰到有阻力的氣球，這就是自己的氣感。

放掉對能量的預期，用您的身體親身去感受，因爲這個感受沒有一致性，全因人上菜，我們療癒師也沒辦法。

靈氣療癒，是以當事者自己靈魂潛意識的為尊

再來很多人來接受靈氣療癒，會希望全部的問題都能解決或釋放或處理掉，這是不可能的。

靈氣療癒，都是以當事者自己靈魂潛意識的決定爲尊，準備好要釋放或接受多少比例的能量療癒或平衡，跟靈氣施作者功力沒有關係。

很多人可能會問，爲什麼靈魂、潛意識不選擇將全部生命事件能量釋放或療癒呢，例如說一些重大創傷悲痛。

這是因爲靈魂、潛意識會保留某些生命事件下來，作爲日後生命能量的進化（淨化）促發因子或轉化養分。

靈氣施作重點，施作者要成為清淨的能量管道

再回到靈氣派別來說，臼井靈氣是主流，其能量溫

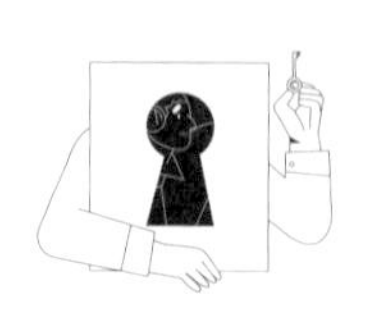

和、穩定，也是國際約三百多種靈氣派別的重要基礎。不管靈氣的派別有多少，就像光裡面有各種色光，而各種色光都各有功能，然而眞正的重點在於施作者本身，是不是清淨的管道？

所謂清淨管道的意思，是指施作者在靈氣的施作過程中，不參雜個人任何的主觀意識或意見、想法，不引導、不掌控療癒的進行。

我個人除了臼井靈氣外，還修習了Karuna Reiki靈氣，中文被稱爲卡魯那靈氣。這個系統有這嚴謹的研習規定，你必須研習過臼井靈氣一、二級。相對於臼井靈氣的溫和，卡魯那靈氣更快速的將能量送到需要的地方，並以較強大的力量來進行療癒。

我適合學哪一派的靈氣

如果你只是單純爲自己或爲他人做靈氣能量療癒，我覺得臼井靈氣一、二級就夠用了，但如果你想成爲靈氣點化師，要開班授課、爲學員點化、打開宇宙傳輸通道，我建議要完成靈氣師父級的課程，達到各系統各規定的條件再來從事，這樣比較嚴謹，也是對自己及學員負責的態度。

以我個人修習靈氣的體會來說，靈氣不單是能量、技巧，祂還是一種生活態度。就像靈氣五守則的每一個守則的第一句：就在今天。

也就是就在這個「當下」，每個當下要真誠、真心的面對自己的情緒、感受、想法、認知、工作、家庭、人際關係，全心全意的做每一件事情，落實在生活裡。

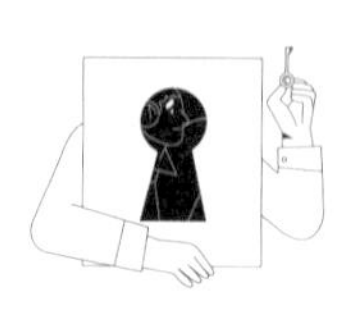

4. 以聲入體，深度放鬆・淨化心靈——頌缽、銅鑼

會將頌缽、銅鑼兩個療癒方法擺在一起講，是因爲它們同屬「音樂療法」的範疇，而且雙方的器皿都是銅材質，這也是很多人會拿出來比較的。

好！什麼是音療呢？音療是「音樂療法」的簡稱，音樂療法是透過會產生「聲音」及「波動」的聲音器具，透過音波的振頻刺激身體裡面的水分造成漣漪的激盪，在器物與人體兩者之間形成「共振」，藉由能量的來回流動，刺激細胞活化與釋放情緒，讓情緒、壓力以及緊繃肌肉等獲得到舒緩，特別是頑固細胞記憶，在音頻的刺激下較容易鬆緩與釋放，進而達到療癒效果。

材質相同，音頻不同，振波不同，很能釋放細胞記憶的能量

頌缽、銅鑼這兩方法相同點是都是由操作者進行敲擊，被療癒者只須放鬆地坐著或躺著，就能在過程中調節原先的失衡狀態，讓身體、心理和靈魂等各方面恢復平衡，達到「整體修復」的療癒成效。

不同點是什麼呢？

頌缽及銅鑼的聲音及音頻不一樣，有人這麼形容：頌缽就像是個雷射光束一樣，可以很精準的投射在身上的某個點；銅鑼像是高空施放煙火般，一個煙火接著另一個煙花，你永遠不知道此刻上來的煙花會如何綻放！

再回到頌缽的身上，頌缽因爲體積小、方便攜帶與手持操作、更可以置於身上敲擊，音波不用透過空氣傳導就能直接進入體內，達到音波共振按摩之效；加上價格較低，且缽的音色安靜且清新、悠揚，因此它以「強感受性」、「非侵入性」、「易攜帶」及「便於自我操作」等優勢，讓想調頻的人能輕鬆上手，隨時自我療癒，是靜心、抒壓的好工具。

相較於頌缽，銅鑼的體積就大多了，音域也廣，銅鑼引起的共振和泛音極強且長，音波進入身體後，引起的共振效益可以小到細胞內的分子層面，並且在體內停留時間長久，然而其價格較高，且搬運比較笨重費事，因此很多音療師會兩者交互使用，互補長短，達到相輔相乘效果。

頭腦控制強或不太信任人的，超有用

頭腦意識特別強，固執抓住自己的認知不放，無法敞開心房信任人的個案，又或者是病痛令其無法安住者，我

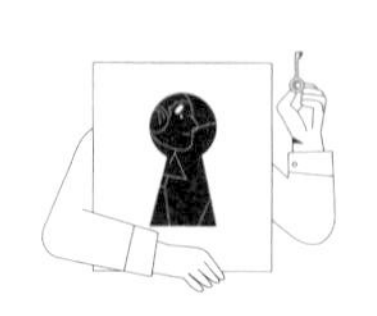

在進行超意識催眠溝通之前，會運用頌缽或銅鑼聲波先幫助個案放鬆身心，切斷頭腦的掌控，釋放細胞記憶裡的作用力，之後連結到「超意識」頻道，直探問題幽谷。

在使用頌缽或銅鑼做療癒，我會先拿頌缽一個一個地接近個案身體各部位，「敲」和「磨」幾聲，有時直接將缽放在個案身上，順著氣脈進行敲打。全部都完成後，再換成銅鑼，讓個案體驗頌缽和銅鑼有什麼不同，鼓勵個案說出感受。

個案分享說——她覺得頌缽聲音進到身體後，像個細小的點，相對的身體好像變巨大了；而銅鑼聲音就像個巨大的音場，把她包住，頓時間她變得渺小，甚至不見了。

在坊間，頌缽及銅鑼獨特的音頻將帶動著空間流動，達到沉穩和諧氛圍，以用簡單純粹原始的聲音，喚醒人的意識，並把握當下……透過西方醫學研究證明，頌缽及銅鑼確實對於放鬆身體及解除精神壓力很所幫助，也因此許多SPA館、瑜珈教室結合頌缽銅鑼療癒，讓更多人體驗放心、放鬆的感受。

5. 恢復家庭關係正確序位——家族排列

家族排列（英語：Family Constellation）是心理諮詢及心理治療的方法，多用於家庭治療。

家族排列是由德國心理學家伯特．海寧格所創建，它屬於系統排列（Systemic Constellation）的一支；海寧格發現：在家庭系統中，有一股不易被人意識到的動力，默默在操控、影響家庭成員之間的關係；很多人的心身問題，其實是受到家庭「牽連」，若是將「牽連」部分顯露，就能找到化解之道。

家族排列用直觀方式，直搗關係核心

家族排列是運用類似場域動力，精神學家稱其爲「認知場」，進行探索、釋放和解決個人與家人或他人之間的深層壓力。

家族排列的構面，涵括哲學與臨床醫學，促成者包括現象學之父埃德蒙德．胡塞爾、跨代系統思想先驅 Ivan Boszormenyi-Nagy、家庭雕塑（系統排列雛型）的維吉尼亞．薩提爾以及貝爾特．海寧格。

在過去十年中，全世界心身專家紛紛對這項方法

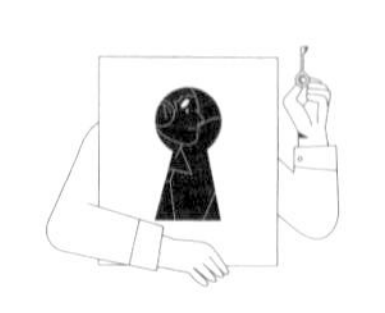

進行改進和發展，包括精神病學家（德國的 Gunthard Weber 和 Albrecht Mahr、澳大利亞的 Chris Walsh）、心理學家（德國的 Hunter Beaumont、挪威的 Marta Thorsheim、美國的Edward Lynch和 Dan Booth Cohen、英國的 Judith Hemming），以及許多另類療法的提供者。

海寧格大師自薩提爾的家庭療法改造出家族排列法後，剛開始是應用在個人心理治療，隨著個案多樣化後，進而延伸到家族先祖問題、健康疾病問題、事業糾結與困難問題；近期更有許多排列師，將家族排列運用在療癒靈魂、內在小孩的面對、以及情感修復上。

組員代表化身家庭成員，為彼此關係「發聲」，以利化解

進行家族排列時，透過簡短介紹之後，導師或案主任意指派小組成員擔任代表，通常一個人爲案主的代表，其他一個或多個組員擔任家庭其他成員的代表，案主按照當時的感覺來安排各個代表的位置，然後坐下觀察，而各個代表則是靜靜地站著或以各種姿勢幾分鐘。

不同於劇場表演治療法，代表不用演戲、擺造型或扮

演角色，各成員代表以直覺自然發揮，導師「認知場」中引導組員代表，直接感知到並用語言以及肢體語言表達出其所代表家庭成員的感受與想法。

透過組員代表描述他所代表家庭成員的感覺以及想法，導師、案主得到與問題有關的訊息，進而以抽象的方式解決問題，特別是人在意識上無法知曉的現象。

幫助案主跳脫主觀認知，客觀看待原本關係

在發現與療癒過程中，導師的感知力要非常細膩，能時刻發現組員代表感覺不對或產生負面感覺的情況，因爲其很可能會披露案主家庭不爲人知或早已遺忘的有用資訊，如：謀殺、自殺、童年喪母、父母或兄弟姊妹早亡、戰爭、自然災害、移民、或辱罵引起未解決的心理創傷，對家庭、事業、健康、金錢造成干擾。

我個人對家族排列的觀感是認爲，它的療癒重點在「關係」；幫助案主看到其在關係上的眞實狀態，無論是與外在或是與內在的關係，自己與父母雙方家族的關係，自己與事業的關係，自己與身體的關係，自己與金錢的關係；看到眞實的關係狀態，「療癒」才能對症下藥。

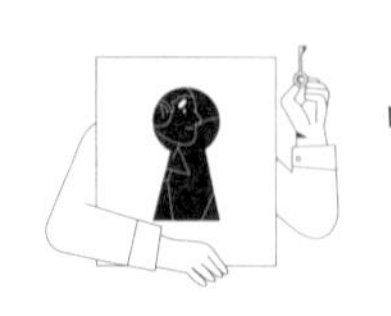

在執行「超意識催眠溝通」中，我會結合「家族排列」與「完型治療」，幫助個案釐清問題全貌，以期用簡單方式找到解決的疏通管道。

6. 透過覺察、體驗而爲生命負責——完形治療

對受中華文化的人來說，「完形治療」是比較容易被接受與了解的一種療癒方法。

完形治療是由兩位德國心理師波爾斯（Frederocl Salomon Perls 1893-1970）及其夫人（Lore Perls）1940年代在臨床工作中發展出來的，其理論有兩大核心觀念：「在當下的體驗」、「在所有事件的互動關係中才能眞正了解自己」。

完形也是一種整合性的諮商技巧，它是植基於存在主義，並強調藉由關係、現象學、覺察和實驗等基本方法，藉著移除不愉快、被扭曲或未完整的事物，來協助當事者處理其生活中的「未竟事件」（unfinished business），使其生活中能形成重要的、有意義的經驗。

體驗當下經驗、改變認知的「空椅法」

完形治療常運用心理劇場方法，透過腳色的融入讓當事人脫離固守的認知，以不同腳色的視角來看待同一件事物，因爲視角不同，認知就會被打破或者是接受度擴大；

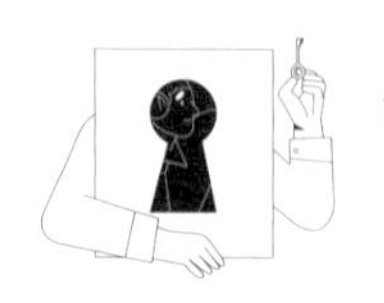

其中，「換椅法」或稱「空椅法」是完型治療主要幫助人改變認知的關鍵技巧。

例如：當事人的問題爲與媽媽的相處困擾，當事人從一疊椅子中選出兩張，一張代表自己、另一張則代表媽媽，準備就緒後，即可開始進入對話過程。

導引者請當事人先坐到媽媽的位子上，開始說出媽媽的意見以及看法，接著再請當事人回到自己的椅子上，做出適當的回應。此法是透過當事人在問題中扮演不同的角色，由自己一問一答的回應，來使當事人自己了解問題之所在，以及了解對方的困擾點。

「覺察」是成為負責生命個體的核心

完形治療法核心精神是相信個案，認爲每個人都是有潛能的，能夠有清明的覺察，能夠爲自己做好的選擇。所以導引者要做的，是幫助個案更有「力量」做選擇。

如何判別個案是有力量的？

一個有力量的個案通常是「自我接納」的。

不喜歡自己、對自己沒信心、自尊過低的人，很難有勇氣爲自己做決定，做了決定也很難負責到底；在生老病死的無常之前，我們時常被迫選擇，這時勇氣變得更爲重要，幫助我們接受現實的殘酷，或是接納自己的限制。

也因此，在完形治療中，十分重視個案對此時此地經驗的自我覺察，覺察阻礙現在生命功能的界限、干擾與未竟事件是什麼，透過此種自我覺察的過程，使得人與自我及環境保持良好的接觸，進而發掘自已的內在潛能，統合人格的分歧和對立，了解自己的優勢跟限制、辨認出自己眞正想要，接著爲自己做出最適當的選擇，成爲負責而成熟的生命個體。

無法活在當下，與真實感受分離，就會形成各種生命阻礙

影響人無法清明的覺察的原因，在完成治療裡認爲有三項：

第一：是人的認知產生偏差了。

當人認知有誤，就無法客觀清明看待事情，無法認同他人處理方式，應對自然有問題，因而與人產生衝突。

第二是未竟事件影響。

完形治療有「形跟景」的概念，例如我現在正忙著要交報告，可是突然覺得很渴，口渴想喝水這件事就變成「形」，干擾我做報告，直到我去喝水口不渴，口渴這件

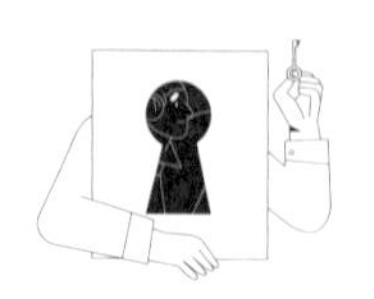

事才會退回到「景」，我才能專注工作。

第三是「逃避」，無法處在「當下」。

其結果就是阻礙自我連結，沒辦法接觸到眞實的自己，無法了解眞正的內在需要，例如小時候父母管教很嚴厲，不准哭跟示弱，後來人就習慣使用「壓抑」的逃避策略，跟「難過」的情緒分離，久了就很難感覺到自己情緒。

*　　　　　　*

想要有效能的生活，必須要有良好的「自我覺察」，做出適當的「選擇」，並能爲之「負責」，因此在「超意識催眠溝通」中，我會以完形治療法的精神與內涵帶領個案親自去實踐與經驗，也唯有如此，才能眞正體會生命寶藏的奧妙。

7. 跟細胞和解，迎回身心健康——細胞記憶

一九九三年，心理學家蘇珊．史密斯（Susan E. Smith）在假記憶體症候群的學術會議上發表論文，把「細胞記憶」跟「倖存者心理學」兩者相關連起來，指出：「身體的記憶從字面上被認爲是在細胞層面上的情緒、體覺、或化學紀錄存儲，並能透過重現該記憶存儲時的化學、情緒與體覺條件提取。」

這個假說可用來解釋某些腦部並未有用來儲存某種記憶的特定條件，而透過釋放記憶的方式來重新恢復，例如：幻肢痛、器官移殖後的殘存記憶。

人體是個能量海，每個細胞都是一個記憶體

我們都是由能量、純能量創造而成，過去有許多不同學科的科學研究，尤其是量子物理學家已經證實：物質與能量都是單一微小能量場的不同表現形式，從原子層次觀看，構成人體的細胞其實就是旋轉的能量模式。

每個細胞裡面儲存了情緒感知、身體動作慣性以及累世未完成的課題的啟動；這些記憶除了生理性的記憶之外，還有心因性的記憶；像我們遇到生氣的事情發生時，

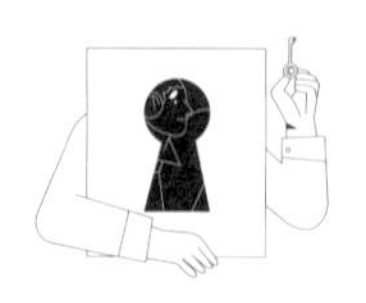

肩膀的肌肉會僵硬，胃會糾結；遇到開心的事情時，肩膀肌肉會鬆緩，腰部會放鬆。

人體機制未必都是由理智所控制，當頭腦還沒有覺察到危險時，身體會先反應緊繃而起雞皮疙瘩；另外，你的身體某些部分一生下來就有一些圖騰，有人稱「胎記」，一般胎記與前世未完成的課題的提醒或是某個死亡經驗中的殘念執著有關，如果胎記是在軀幹部位，那麼胎記之下的臟器容易受到情緒能量的攻擊，而易有病變的可能性。

「痛」是老師，提醒你要審視自己了

我們會在身體及情緒的不同層次感受到痛，這些痛如果沒有處理就會阻礙身體能量的自然流動，進而形成「痛苦之身」；事實上，每個人身上都帶有「痛苦之身」，這是由兩種不同的「痛」所建構而成。

一種是眞實的痛，另一種是想像的痛。

眞實的痛包括肉體的創傷，以及肉眼見不到卻千眞萬確的痛，如痛失親人的感受就是其一，就好像我們身上有個部分被撕裂了。

想像的痛，就是一般人所謂的「受苦」。

想像的痛源來自內心，我們習慣基於個人的經驗與信念來評判事情的好壞、評斷自己與他人，因而引發怒氣、驚恐、焦慮、沮喪與壓力，進而啟動痛苦之身，並立刻傳輸到身體各處，導致各類身心問題。

這些「痛」形成的能量，成爲是情緒波動的來源，並隱藏並滲入成爲很難覺察到的「細胞記憶」。

釋放細胞記憶，迎回身心健康五個關鍵

當我們改變自己的內心世界，我們的外在世界包括身體，就會自然而然地隨之改變；我們的內心世界像磁鐵般，會把外在世界的事物吸引到我們身邊。若要讓某件事情改變，我們必須由內而外地執行改變，其中「釋放細胞記憶」的功效正好符合。

釋放「細胞記憶」過程是個十分特殊的個人經驗，也是讓你有機會眞正面對自己進行深入剖析。

- 關鍵一：找出讓你受苦的原因。
- 關鍵二：傾聽身體的聲音。
- 關鍵三：釋放細胞記憶能量。
- 關鍵四：改變舊習與行爲。
- 關鍵五：重組新神經網絡。

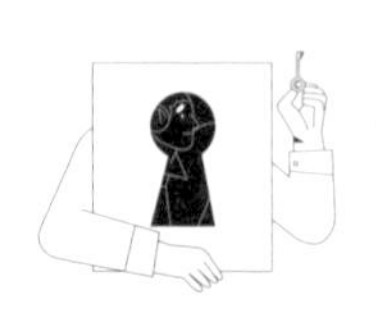

*　　　　　　　　*

我們的一生中，積累了造成痛苦的許多陳舊老故事，在我們無法察覺之下，層層埋藏在潛意識之中，導致我們習以爲常去傷害自己或他人而不自知。

透過清除羈絆我們的舊故事——「細胞記憶」能量，釋出帶有感染力的有毒記憶，我們本有的智慧能量就能迅速地進行療癒與轉化，帶領我們重回正軌，與整個宇宙的能量一起運作。

因此，對於那些絕望、認爲自己遠遠不可能療癒自己深層的創痛、永遠無法體會平靜與喜樂的人而言，釋放「細胞記憶」是很好的療癒、也是希望所在。

在「超意識催眠溝通」中透過釋放「細胞記憶」，嘗試與細胞進行和解，把擋在走道上的石頭移開，這樣可以協助個案找出過往傷痛記憶，以溫和方式釋放出負面能量，進而輕鬆轉念，就能逐漸解放你的身心，重拾健康、快樂與平靜。

8. 擁抱生命陰影，打開心門——內在小孩

或許你很難想像，我們在生命中遇到的種種「問題」，不過是「內在小孩」重播出來的畫面。

不要被文字誤解，「內在小孩」並非內在眞的有一個小孩，而是在成長過程中，每個人都有卡住的點，例如：被拋棄經驗、被忽視經驗、被傷害經驗、甚至是恐懼經驗，深入這些經驗的背後，幾乎都是不被滿足的愛或匱乏，榮格心理學稱之爲「內在小孩」。

「內在小孩」是根據心理大師榮格提出的「原型主張」發展而來，幼時一句責罵的話語、一個悲傷的情緒、或一件挫折的事件，那時的感受及想法形成的能量，並未隨著時間流逝，而是存儲在了潛意識中，無時無刻影響著成年後的我們。

與自己相遇——五個「內在小孩」

透過榮格大師的原型概念，我們人的「內在小孩」大致會化身五種類型，有時會某一型或幾型明顯，我們可以在自己甚至他人身上看到它們的影子，這些「內在小孩」會隨時個人生命的體悟而消融，然而沒有消融的就會形成

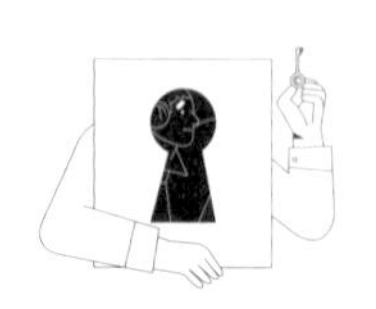

各種絆腳事件，提醒當事者覺察及面對。

第一種：受傷的創傷小孩。

造成這型的原因主要是創傷事情形成的陰影，創傷事件包括肢體暴力、爭吵不斷、言語嘲諷等等，這類內在小孩形成的人格特質是很敏感且憂鬱。

他們很會猜測別人的一句話背後的代表意義，很容易因爲他人一句話、一個眼神或動作就感覺受傷了；在團體或競賽中，勝負慾較強，不願被人看弱；最明顯處是一旦被人誤解，會有自閉現象，情願被誤會也不願主動解釋。

第二種：要伴的孤單小孩。

造成這型的原因是來自童年時期愛不被滿足及缺少陪伴，常見在很少看到父母、或是很少有人陪伴其成長的人身上，人格特質是害怕孤單，因此特別會從外尋求滿足且緊抓不放。

對關係較好的朋友、另一半、主管產生過度依賴，無法獨立面對事情，並且有較強的占有慾，希望自己在對方心裡是最重要的；或是扮演他人喜歡的樣子，達成他人的期待，迎合與討好他人，以換取對方陪伴及認同。

第三種：缺愛的貧窮小孩。

貧窮小孩的核心是匱乏、缺愛，往往來自於父母不懂得如何表達愛，而父母會如此也是受到上一代原生家庭的影響，像是：父母是老師的嚴格家庭，傳統軍人家庭，又或者父母為家計奔波很難用心照顧小孩。

這些原因會造成小孩在成長的過程中，覺得自己沒有價值、不值得被愛，甚至會覺得自己是多餘的；長期缺乏肯定，導致面對想要的事時，會覺得自己就算努力也還是做不到，或是自信不足，自我價值低落。

第四種：誇大的神奇小孩。

造成原因是小時候想要獲得肯定，但卻無法獲得，會透過自己編造故事，來滿足自己的期待，往往出身在難以得到自己想要東西的家庭，或是父母很愛吹噓，受父母影響而變得誇大虛榮，這些人會想要把自己包裝得比別人更好，不願意讓別人看到自己脆弱的一面。

這類的人對外展現自己的時候，常會透過各式各樣的頭銜、經歷、人脈來PUSH自己，其實不過是跟人家拿過名片而已，卻搞得自己像跟名人很熟的樣子。

第五種：幼小的永恆小孩。

產生原因是由於家裡過度保護、父母過度溺愛，又或是小時候沒有被父母照顧到而被迫長大，但內心仍渴望被照顧，導致不想負責任、抗拒長大；像父母幼時貧困會

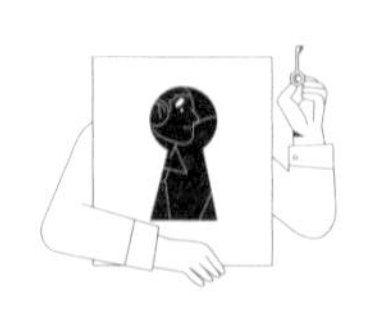

因過往的遺憾，想補償在孩子身上，有任何事父母都會處理，以致孩子不用負責；另一種很特別，那就是生於貧困且疏於被照顧的人，他們被迫過早長大，看似很獨立、任何事都自己處理，其實內在很抗拒成爲大人。

這類人遇到什麼事，習慣把錯全怪到別人身上，凡事都要找人幫忙，人家不幫就覺得別人不對，即使爲人父母或祖父母，還處處跟自己的晚輩爭寵、吃醋。

找到及看到「內在小孩」是療癒很重要的部分，不要急著討厭及否定，也別逃避或淹埋它，因爲「內在小孩」對生命的影響層面，遠超過我們所想得更多，包含我們跟朋友、另一半、同事主管、自己的小孩或任何人的相處；以及我們面對困難與壓力的反應，面對更有權勢者的態度，還有自己被他人索求的反應。

清理你自己內在小孩的同時，也能消除他人的問題

「內在小孩」是我們以前經驗過的所有資訊，換言之也就是「記憶」，它不僅是你這世數十年歲月體驗，還包括宇宙誕生至今所有生命體、所有礦物等體驗的記憶。

我們周遭發生的事（包含問題），不少部分是「內在

小孩」記憶所引發，如果我們能消除引起問題的「內在小孩」記憶，就可以解決問題。

再來，處理「內在小孩」記憶，具有利人利己的功能。

有個祕密很少人知道：每個人內在小孩的記憶（資訊）與他人是共通的，也就是即使是發生在其他人身上的問題，也在你身上存在；換言之，大多數記憶都是與他人相互共有，清理你自己內在小孩中的資訊，同時也能消除他人的記憶。

哇！當你與「內在小孩」交流，清理記憶，還能順便一起解決別人的問題，有沒有很酷炫！

＊　　　　＊

內在小孩的記憶，就像儲存在電腦記憶體內的資料，數量非常龐大，它們完全由「潛意識」管理，提取「內在小孩」記憶，每一個節點都可啟動龐大的能量。

時下坊間是透過聊天或是清醒的諮商，需要很多時間才能觸碰被層層保護的「內在小孩」，透過「超意識催眠溝通」可以甩開層層保護電網，直面「內在小孩」與其達成和解與共識。

不論你現在過去的人生如何，「內在小孩」都是應該

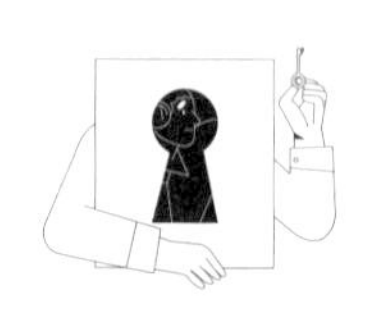

被愛護的，而這個世上能夠真正愛「內在小孩」的，沒有別人，只有「你自己」！

9. 將意識帶往身體，統合身心——呼吸療法

「呼吸」是身心靈自然療癒的一把鑰匙，當人調息與呼吸連結後，能量自發性啟動，人的內在生命力就跟著流動起來！

「呼吸」不只是單純的生理現象，呼吸的節奏及速度，反映著一個人的身心狀態；若能調控呼吸，就能改變人生。

斯瓦米．拉瑪與兩位美國知名醫師，分別從東方與西方的觀點，對「呼吸」進行全面的審視，包括胸腔與腹部的物理運動、呼吸道的生理與解剖學、各式呼吸習慣的生理與心理作用、鼻子構造與呼吸氣流的關係、呼吸氣流與神經系統活動的複雜模式、瑜伽觀點中潛藏在身心背後的載具「氣」（prana）等，說明了呼吸對生理健康及高階意識狀態的重要性。

呼吸療法有許多種不同速率的呼吸模式，透過快速換氣呼吸刺激太陽神經叢（情緒倉庫），擠壓腹部的器官將深藏的情緒細胞記憶釋放；或是透過緩慢呼吸可以調整自律神經，同時讓腦波進入靜心的阿法波層面，自然啟動自癒系統。

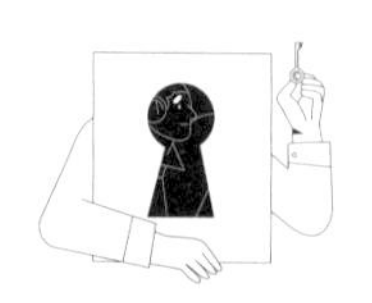

優質的呼吸律動，調節身心，帶來平衡和諧

爲了維持生命機能，人體會反射性地吸氣、呼氣；所謂反射性，就表示這是無意識中自然進行的行爲；雖然呼吸人人都會，但還是很多人因爲不會呼吸而身心緊繃；優質的呼吸，能啟動身體自癒力，抒解焦慮、憂鬱、創傷引發的情緒和行爲問題；進入到肺部後，能使血壓安定、血液循環變好。

「呼吸療法」與自然呼吸不同，它是刻意透過有意識的呼吸來調控制身心，這樣的方法有相當的歷史，氣功、瑜伽、坐禪、冥想、自律訓練法都會運用到呼吸療法，都已成爲傳統醫學一部分。

由於呼吸是身體與心念之間的連結，掌控呼吸、心就會開始變得專一，假使呼吸不規則或斷斷續續，則心就會散亂；能控制「呼吸」的人，就能控制住自己的「心」，進而達到更高層次的靈性修持；隨著我們對呼吸的覺察及控制，可以深化生理與心理的改變。

「呼吸療法」是以一種可以被應用爲個人成長的工具，當我們觀察自己如何使用呼吸時，各式無意識的呼吸習慣就能被改善，以較爲有利的呼吸方式所取代，就像小孩藉由覺察自己的身體而學習走路；對呼吸的覺察，也能

幫助我們快迅的「回到」當下。

「深呼吸」進入身心合一態，再看世界不一樣

「呼吸療法」多半屬於深呼吸的型態，處在深呼吸的放鬆自在狀態下，能提升血氧濃度，平衡神經、代謝、內分泌系統，更可說是完全恢復健康最關鍵、最重要的第一步。

人體有一個預設的共振頻率，在這一頻率下，身體能發揮最佳功能。人體的五臟六腑，尤其是血液、心臟和呼吸道系統，在0.1赫茲的梅爾頻率（Mayer's rhythm）有共振現象，這樣的頻率相當於每分鐘六次。

呼吸自然降到每分鐘六次，是與血液循環和呼吸系統相關的生理功能最佳的放鬆自在狀態，基本上囊括了所有身體機能。

當我們吸氣、吐氣，再吸氣、再吐氣，保持深長而充分的呼吸頻率，在那一剎那只剩呼吸在，我們與內外合一，體驗宇宙就是「我」的奧義。

其實，我們本來就是「我」，宇宙就是「我」；我們所覺知到的「自己」與「世界」分離感消散了；透過這種方式，我們將意識帶入身體，與身體合一，假以時日價值觀、甚至看待世界的眼光，會有很大的改變，具有開拓的

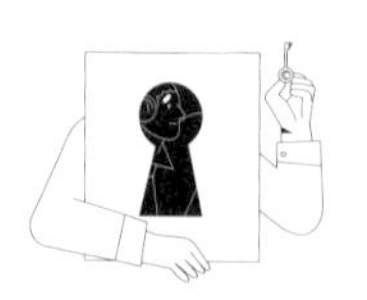

前瞻性。

＊　　　　　　＊

在進行「超意識催眠溝通」過程中，遇到個案很壓抑、又或是感覺封閉、甚至無法感知自己時，我會使用「呼吸療法」幫助個案將意識帶往身體，擺脫頭腦的喋喋不休，因爲頭腦的故事是使人無法放開自己原因；將意識帶往身體，讓個案處在當下，引導情緒釋放，讓活潑喜樂的生命能量流動，爲個案開展出一條新的理解通道。

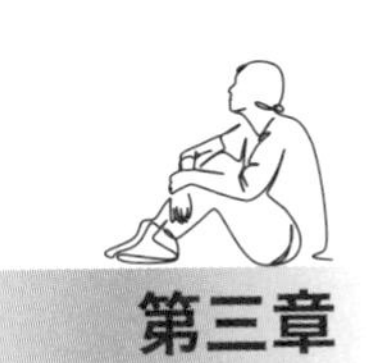

第三章　大眾常見身心靈疑問解盲

了解「人」是由「身心靈」界面組成的，這樣子就萬事OK了嗎，我想不少人還是懵懵懂懂吧！

爲了明白大眾有哪些對身心靈觀念不解，透過臉書我發起了一項問卷調查，請臉友們提出關於身心靈的困惑問題，沒想到反應十分熱烈，問題百百種，當然類似重覆的也不少。

我在其中精選了十道觀念釋疑，我認爲這跟日後學習身心靈會有關連，觀念基石要正，才不會似是而非；另外有些問題，我放到本書「何謂身心靈」、「初探台灣時下流行的身心靈方法」章節裡說明，以免重覆贅敘。

這些釋疑雖不中亦不遠矣，我希望幫助讀者擁有豁然開朗的清明，避免成爲誤入都市叢林的小白兔，花錢受罪又被驚嚇！

問題一：學習身心靈的人會不會卡到陰？學習身心靈的人若自覺卡到陰，如何處理？有人說學習身心靈容易走火入魔？

這些問題我統一回答，要卡陰沒那麼容易，十個自稱卡陰的人大概只有一到兩個是眞的，其他則是自我感覺。

至於說卡陰了怎麼辦？

趕緊找一位有品格的導引師，協助你判別，以免自己嚇自己，日子鬼影幢幢！

如果你不追求通靈、不追求接高靈訊息，想卡陰都很難，這跟你是否有學習身心靈課程無關。

如果引導的老師是正規且實修，不是神叨叨的，不要求你只能以他爲尊、必須全身心奉獻的話，我個人認爲沒有走火入魔之虞。

如果這位老師要求你必須獻金、獻身、獻未來，甚至跟你說——他是你唯一救贖，一切聽他的你就萬事亨通，而你十分信受奉行，那我要苦口婆心提醒你～小心啊，你有可能被騙了！

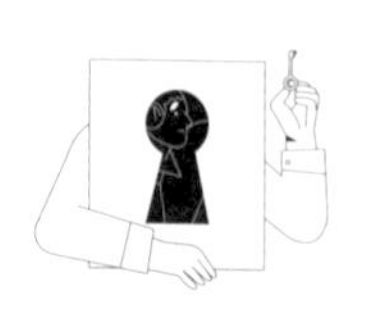

問題二：現在生活中發生哪些事，是和前世有關連的？其關連影響程度如何？不處理會有什麼關係？如果要化解，怎麼做才好？還有前世的能力真的可以帶到現世嗎？

歸納我多年臨床療癒經驗，這世經歷受前世影響占百分之三十，今生經驗占百分之七十強，講眞格的～沒有今生經歷牽引（密碼要被觸發），前世經歷記憶是無法帶入這世的。

現實生活中有哪些是受前世記憶影響的呢？

其實都有可能，但有三種情況，受到前世影響比例偏高。

第一種情況：我用一段歌詞來形容～

莫名　我就喜歡你

深深的　愛上你

從遇見你的　那一天起

在現世生活中，不管你已婚未婚，遇到某人有如天雷勾動地火，一見生情、再見鍾情、三見定終生，哇！這是前世未了情債來啦，不好玩的是～百分之八十是孽緣啊！

第二種狀況：身上出現的胎記（圖騰）。

胎記是前世經驗與今生連結的顯性印記，提醒當事人尚有重要課題待處理，或是對當事人不要重蹈覆輒的警醒。

第三種狀況：莫名地心慌慌、無名地恐懼。

引發這個狀況產生原因很多，必須進入潛意識才有機會一窺究竟。

關於前世影響到今世的負面經歷如何化解呢？

我的建議是～「面對」！

「超意識催眠溝通」中有「前世導引」法，這方法並不是爲了證明你前世是誰誰誰，而是透過導引～藉由潛意識安排創造或引導出來的故事，透過類似情節，代入個案重新經歷，進而產生學習及領悟，在回到現實世界中可以放下心檻，更有覺知及力量活在當下、爲未來運籌帷幄。

古人說：「躲得了一時，躲不了一世。」儘早面對，讓生命有機會回歸原來軌道，生命就愈輕鬆自在！

至於大家好奇～能否將前世的能力帶回來？又或者能帶回來多少？還有帶回來能力，會不會時有時無？

「前世能力」是前世經驗彙整出的專長，其中包括了「技能」跟「人格特質」。能不能帶回來，要看前世能力對今生有沒有用，前世信息庫裡琳瑯滿目，沒啥用或過時

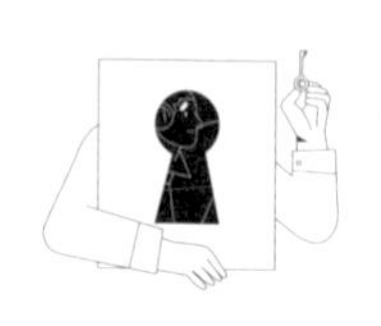

的帶回來幹嘛，不嫌雞肋嗎？

至於帶回前世能力會不會時有時無？這跟學習鋼琴一般，常練習手指就靈巧，怠惰不練手指就僵硬。在生活中落實，天賦才能開花。只是收集不用，那跟放個裝飾品一般，除了拿來展示，沒有其他可說。

問題三：我身邊有一些學身心靈的朋友，我看他們花了好多錢喔，也學了好多東西，可是爲什麼看起來也不是很快樂？學習身心靈眞的好嗎、眞的可以幫我解決遇到的困難或問題？去學身心靈的人，都是遇到問題心理憂鬱、心理壓力解決不了才去的，是不是精神上本來就有問題？還有，學了以後會不會神叨叨的，跟一般人不一樣，跟家人或生活脫軌？另外，爲什麼學習身心靈或用身心靈方法處理問題，費用都不便宜啊？

這是很多沒接觸過身心靈的朋友，會提出來的疑問。

這些困惑讓他們停在門外，不敢接觸身心靈——深怕自己被騙被洗腦或被怎麼樣了。

再來，從他們的眼光看過去，他們身邊接觸身心靈的朋友的生活，並沒有他們認爲的比較好，因此對身心靈有了質疑與批判。

拿我個人爲例，我本人是很理智，俗稱很頭腦型的人，很重視邏輯及合理性，在未接觸身心靈前也是和大多數人有差不多的看法，但還好我是主動探索解答，算是我的一大優點吧！

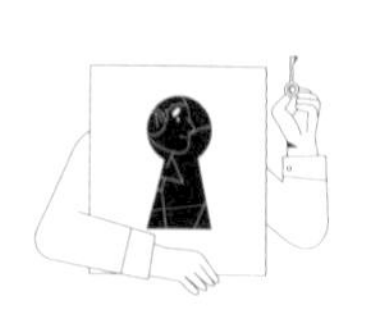

就我二十年來～學習接觸身心靈、幫助超過四千人次個案的經驗，個人認爲——學習身心靈是為了讓自己生活自在快樂、接納自我，而不是整天找自己麻煩挑錯過生活。

現在的世界，應該很少人是全然的健康，我十分認同聯合國世界衛生組織的定義——「健康」不僅是沒有疾病，還包括軀體健康、心理健康、社會適應良好和道德健康。

如果以這樣的定義來看，台灣不知多少人身心亞健康。

但我還是要再三強調：學習及接觸身心靈「絕不是治病」，有病請找醫生；身心靈學習及療癒，是協助你接納被遺忘、漠視、討厭的自己，找到適合跟自我相處模式，迎回與生俱來的信心與勇氣，因而讓自癒力不受阻饒的療癒疾病。

至於學習或接受身心靈方法，是不是能解決問題，又或者有人說沒有太大的改變或沒路用？

接受身心靈課程或療癒，每個人收獲及感受絕不相同，一般有失落多半是過度期望，以爲會像大法師電影一樣有強烈反應，又或者像仙女的魔法棒，做完療癒、上完課，遇到的問題或想要的人事物立馬消失或出現，這類事情不是沒有，但要視個案面對及願意程度，能否啟動及完成能量轉換機制，一味責怪療癒無效，眞讓療癒師寶寶心裡苦啊！

我以「情緒能量釋放」來說，不管課程或療癒，受到每個人開放度、釋放方式及程度的不同，有人像洪水滔天、有人如溪水細流、有人似蜻蜓點水、有人則隔靴搔癢。

身心靈反應沒有硬性規定必須怎麼樣，一切都是個人化、獨特化，看別人這樣就以爲自己也要這樣，這要求根本很夢幻的好嗎？

對於學習身心靈及療癒費用不低這檔事？

覺得修習身心靈很花錢？

我請問：看醫生需要花錢不？吃飯需要花錢不？上網需要繳費吧？去學校唸書要付學費吧，那爲什麼學習身心靈就不用了呢？

至於貴不貴，純粹個人認知。

還有，身心靈療癒師是人、不是神，也要用錢過生活。

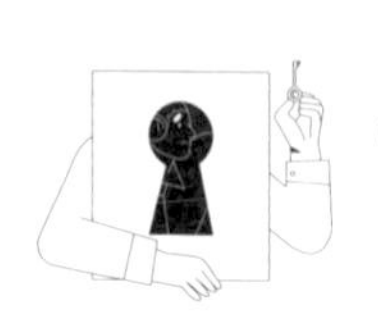

萬物皆有能量，金錢也是一種能量，能量本身沒有好壞，是人的頭腦定義。

「金錢」可以是數字，也可以是以物易物，這是全世界公認的交換法則，沒有說～你弱你就有理了，人家療癒師欠你了嗎？

我還是忍不止要多說幾句：身心靈老師或療癒師不是機器人，無法按SOP式複製量化，他們幾乎都經歷不短的自我探索與療癒生命過程，諳得箇中三昧，加上其獨特天賦本能，眞是珍貴稀有、獨一無二！

療癒時間基本兩小時起跳，療癒師必須全神貫注，耗費肉體及精神能量不在話下，以我來看療癒師根本就是用生命在交陪啊；另外，在療癒進行前後，療癒師還要花大把時間進行能量淨化及調頻工作，換我請教大家～應該怎麼給價才合理呢？

再來，學習身心靈的人也沒有看起來比較好啊？還有，學習身心靈會不會神叨叨的，和人隔隔不入，又或者是飄在天上似的不切實際？

說學身心靈沒有比較好，我個人認爲：過於主觀！

不知道大家有沒有聽過這句話：「鳥兒如何懂得做魚

的快樂」，況且這是別人家的事與你何干，當然如果是對你很重要的人，我覺得你們最好坐下來溝通溝通，比較實際。

再說了～同一間教室上數學課，有些學生能理解公式解題，有些學生不行，那是老師錯了、還是這學科錯了呢，我想大家門兒清！

再來，學身心靈是不是會神叨叨的，跟別人隔隔不入；又或者是飄在天上不腳踏實地，這更是不知打哪說起。

一個正規嚴謹的身心靈學習或療癒系統，一定有其來源、理論基礎、執行步驟、以及安全防護，照常理不會有上述情形；如果說神叨叨的～產生幻相、幻聽、幻覺或對著空氣一直講話、生活行爲異於常人，我建議快點尋求心理門診醫師幫助爲宜。

問題四：業力果報是眞的嗎？會怎麼運作？我可以不要再輪迴了嗎？

業力並不是宿命論，不是一旦你造了什麼業就被困在其中、就會得到相當的處罰或獎賞，業力既是「因」、也是「緣」和「果」。

以字面上來說，「業力」是行動力，相信「業力」的目的，是要人對自己的行動和生活負起完全的責任。

可能大部分對於業力的困惑，都來自誤解這段話：業力不會自己消失，因緣成熟時它即刻現行，就好比是蟄伏多年的種子，一旦土壤、水、陽光等正確的因緣聚在一起，它就會發芽。

無論業力經過再長的時間，都不會失去它成熟的力量，然而我們可以壓碎種子或限制因緣讓它無法生長，又或者製造障礙以阻撓業力的成熟，或利用方法減少業力的影響，這樣便能改變或消融業力的作用。

業力是宇宙法則

業力不是一個負面概念，業力也並非全部是負面生命經驗，其間也包含了正面經驗；宇宙運作採取的是「平衡」法則，也就是當人經歷了正向，也需要經歷負向，這樣才算完整。

可是人的想法多偏執，只肯接受正向經驗，對於負向經驗排斥拒絕就推給業力果報，說～哇！是我過去世沒有做好，所以現在業力現前受報啦！

人的每世只是靈魂經驗中的片段，靈魂透過一段段生命體驗而達到完整平衡；要不要輪迴，到底誰說了算？輪迴機制又怎麼樣才能翻轉？

如果你是帶著負面情緒來求不要再輪迴，很抱歉，這個輪迴不會停，一直到你能放下爲止；但如果說你認爲～本來無一物何處惹塵埃，一切本自圓滿，只是隨順因緣經歷、了解罷了，一旦清楚沒有再來必要，輪迴之輪嘎然停止！

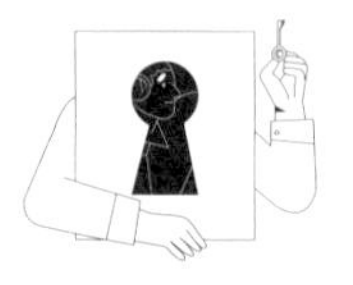

問題五：你們常常接觸那些療癒個案，會不會吸到他們的負能量啊？身心靈修行者是不是都很有愛啊？

人的信念會決定自身跟能量之間的交流。

人的心念具有磁性，如果療癒師帶著我會被負能量干擾想法，那麼就有可能吸收到個案負能量；一般而言是不會吸附的，除非療癒師想要救世濟人、以己身代他過。

我想——接受正統身心靈系統薰陶過的人，都明白自己是「理性第三者」、是「渠道」，至於爲什麼跟個案身上情況很像，我只能說那是能量共振，雙方都有類似的問題或是感覺感受而產生的共鳴狀態，療癒師是有能力明確劃分你我、不去相應。

對於修習身心靈的人是不是很有愛，我個人看法是：只強調愛的修行者不一定是身心靈修行者，並且過度強調「愛」的修習，身心靈反而會失衡，就像光與暗是一體兩面，本質沒有分別。

問題六：通常我們都說心靈會影響身體健康，難道身體不適或久病不會影響到心理嗎（是因果關係還是導果爲因呢）？現在社會憂鬱症與躁鬱症愈來愈多，與身心靈有關嗎？如何預防與治療呢？

以健康來說，心理與身體相互影響、互為因果。

心理（情緒）會影響腦內啡的分泌，使得內分泌失調，引發胃痛或腰酸背痛，這是標準「心」影響「身」的結果；當長期身體不舒服，心裡感覺十分倦怠、失望、厭倦、又或者是不安、歉疚，會使得不舒服經驗累加形成負向經驗，進而產生：我就是身體很弱、我的腸胃很差、我容易情緒失控等等的認知與想法，這時就是身體影響到心理了！

面對身心失衡，「人」這個生命體防護機制會因應打開，這時我們的「靈性」就會出來調合身體跟心理，使其回復至平和態。

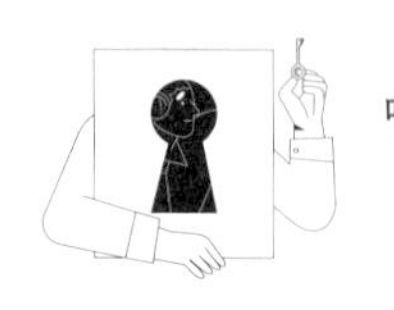

憂鬱症（或躁鬱症）有辦法解嗎？

現代社會憂鬱症（或躁鬱症）愈來愈多的現象，聯合國世界衛生組織發出警言：二〇二〇年全世界有三大疾病需要重視，包括：心血管疾病、憂鬱症與愛滋病；二〇二〇年造成人類失能（disability）前十名的疾病，第一名是憂鬱症；另外哈佛大學研究指出，造成人類社會整體疾病負擔（Global burden of Disease）前十名的疾病，第二名也是憂鬱症。

這表示，憂鬱症（或躁鬱症）這類問題確實不小，它的原因絕對與身心靈有關。造成的原因分生理性跟心因性。

生理性的起因大多是內分泌失調會引發情緒失衡。現在醫療系統是以藥物、飲食跟生活作息來改善；但如果是心因性的壓抑情緒，或是生活中無法抗衡面對的人事物，又或者是靈魂面產生能量振盪過大時怎麼辦？

憂鬱（或躁鬱）就有可能是擋箭牌或警示燈。

還沒有能力抵抗（面對）周遭人事物振盪的當事者，主動拉起了警戒布條，或者是發出SOS求救訊號，告知周遭的人～我有事、我生病囉，我做甚麼都不是眞的我做的，是那個生病、有事的我喔，拜託～快來幫我或是放過我吧！

回應這種狀況，周遭的人多半會給予寬容，讓當事人有喘氣的機會，一直到當事人蓄積夠能量，有力量對抗或處理、面對時，這個擋箭牌或警示才有機會卸下、關掉。

心因性造成的部分，我個人比較傾向不吃藥打針的自然療癒，憂鬱（或躁鬱）自然療癒主要分爲兩個部分：

一個是支持療癒，主要是強化當事者自我認同強度，給予鼓勵、肯定、說明、傾聽、同理與再保證。

另外一種是認知療癒，則在於教導當事者辨識並改變不合理認知，發展新的思考模式。

身心靈的範疇是協助個案找到問題源頭，擁有面對的力量，啟動自癒力以求根本解；但如果你覺得這是生病了得治，在台灣醫事法規範下，必須是心理相關科系及具證照的醫事人員才可以治療。

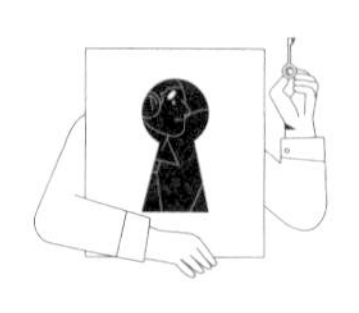

問題七：是否大多身心靈療法都會與宗教有關，宗教算不算身心靈？心理諮商算不算身心靈？算命占卜算不算身心靈？如果身心靈說法與宗教信仰教義不一樣時該怎麼辦？

其實身心靈是不需要跟宗教有牽連的，那爲什麼身心靈會用上宗教專用神性語彙呢，是有其原因的。

宗教是身心靈嗎？

宗教是人創造出來的群體意識，信仰是自我形塑的信念支撐系統，在進行療癒時採用個案熟悉的宗教神性語彙，是爲了建立療癒師與個案之間親和力與信任度，利於幫助個案穩定紛亂的腦波以及卸除心防，能夠進入潛意識，與內在智慧連結溝通。

心理諮商算不算身心靈？

目前心理諮商已是西醫正規治療領域，所以在醫院診所你可以掛到心理科。

目前心理諮商學派很多，你或許會聽到或看到：傳統心理學、現代心理學字眼，知名的學派有：行爲主義、弗洛伊德的精神分析學、機能主義、人本主義、榮格心理學、格式塔學派和認知主義，大部分學派只談身與心理，而榮格學派則會將靈性層面納入。

每種學派對人都有幫助，大部分心理諮商師會結合各種學派採折衷觀點。

在台灣礙於醫事法規定，醫院或診所的心理諮商師只能就個案生活經歷、家庭過往給予建議，對於能量或靈魂上問題則不便帶領探索。

算命占卜呢？

這個就看如何認定了！

如果算命占卜師鐵口直斷生死，那就不能歸入身心靈領域，但如果是引導啟發、幫助人重整生活，這樣作爲可以算上身心靈。

所以重點不在工具，而是施作者的心態，換言之就算一個小學老師，他的教學內涵啟發學生反省自我、改變自己，這都算身心靈！

身心靈是一個泛稱名相，它存在生活裡、每個人事物上，不是專指某個技能。

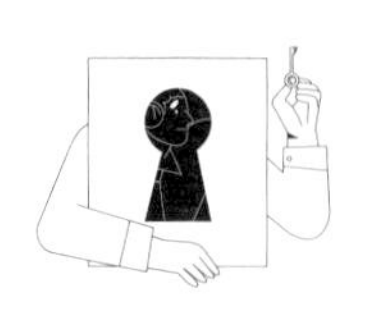

身心靈說法跟自己信仰教義有出入怎麼辦？

在地球上宗教信仰沒有一百也有五十種，就算是同一種宗教信仰，不同氣候、地理環境、文化造就出不同的教義，舉例：禪宗一枝開八葉，藏傳佛教有紅白黃黑花五派，各自都有令人景仰的聖賢及洞見；基督教的派別更是多到不可數。然而，回到至上神性靈性層面看，是無分別的，是人自己的頭腦分別打架，跟身心靈無關、跟神性靈性更沒半毛錢關係。

問題八：身心靈是形而上的東西嗎？如果我對身心靈有興趣，如何選擇適合自己的身心靈領域？是不是要吃素、禁牛肉、禁慾啊？我會不會變成敏感體質啊？是不是需要慧根啊？

身心靈是形而上或高大上，由你決定。

如果學習了身心靈理念、方法，光知道不去用，那就眞的叫「形而上」，絕不是「高大上」！

如果把它融入生活，變成一種能力，幫助你覺察反省改變，思想言行更符合大多數人的利益，那就是超級棒的狀態，而且這是每個人都行的，不是某人特屬專利。

如何選擇適合自己的身心靈方法

如果你對身心靈領域有興趣，我建議可以修習有心靈科學理論基礎的身心靈方法，例如：催眠、NLP、靈氣、頌缽、銅鑼、心靈圖卡等，這些方法的效益，在外國學術界都有大量研究論文，可以在中文網絡上搜尋到。

人的內外感知系統有分：視覺型、聽覺型、嗅覺型、味覺型、觸覺型及意念型。所有人都是是混搭～同時擁有多種感知系統。其中有些人會集中偏向某種型態，

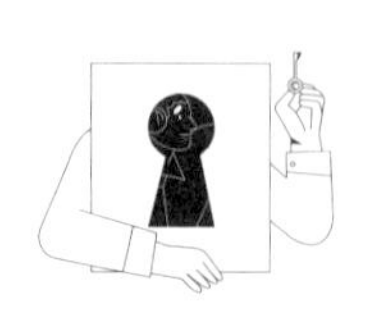

只有你親自接觸過後，才會知道哪種方法適合，判別的標準是：操作過程感覺輕鬆上手、不費力，或是特別有感悟或體悟，那就是了！

我用個人教學經驗提出小小看法供參考：

視覺型強的人，不妨選擇冥想、催眠、薩滿；如果是記憶、邏輯、分析力強的，建議修習需要運用內在視覺的方法；體覺型較強的人呢，瑜珈、能量療法、香療（包含精油）、音療或溫熱療法等，都是不錯的選擇。

修習身心靈跟茹素無關

修習身心靈方法是要讓自己更自在更誠實，不是讓自己這不能吃那不能碰，越修習身心靈，天啊限制愈多、處處礙手礙腳！

修習身心靈後有茹素現象，一個是身心靈的呼喚，它覺得這樣很輕鬆舒服，身心安頓；另一種是為了某個目的，沒有對或是錯，老話一句：自己自在且不麻煩他人就好！

某些身心靈系統會有規範，希望修習者遵從之，這不一定是限制束縛，反而有可能它是為了修習者獲得助益而設，花點時間去了解那些規範立意，你會感恩善因緣的成就。

人人都有敏感體質與慧根

每個人出生時都是敏感體質，如果不這樣，沒有幾個人能活下來！

敏感體質會隨著我們成長、專注力轉移，而不那麼突顯，但它還在啊！

當我們修習身心靈後，暫時關閉紅塵世界紛擾，有空間向內看了，靈敏感受變得生機勃發，伸出觸角興奮回應，這種現象沒有好壞，我要講的重點是：不要執著，保持覺知，順其自然就好，讓敏感體質變成你的工具，而不是代表你或依賴成性。

再來，修習身心靈從來沒說需要慧根，他只需要你的「願意」！

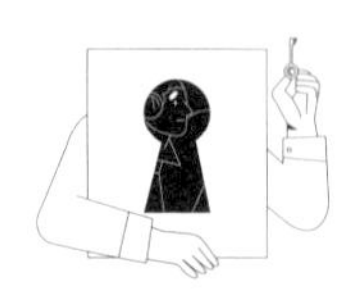

問題九：如何知道自己要開始注意身心靈？對於從未接觸身心靈的人，如何判斷是「正規」、還是「詐騙」，有何建議？

會開始跟身心靈相遇，多半是自己「不行了」，又或者是好奇。

人在遭遇不順或是逆境時，一定會找遍自己所知（包括別人介紹）答案或方法，希望可以解決問題，一直到統統不行沒用了，才會想到或試試看身心靈相關的方法。然而此時往往歷盡風霜傷痕累累。

其實你不需要走到這一步嘛，我們的身心靈很有智慧，他們透過心累了、突然浮出想法（靈感）、肩膀僵硬疼痛或是胸悶不順、肚子疼一直拉等身體症狀，又或者事情老是狀況百出，告訴你：壓力太大超過負荷哩，又或者是不對喔，做錯嘍，停下來想想看看啊！

可惜人習慣忙進忙出，這些訊號全被無視，除非身體疼痛不能動、心情壞透了提不起勁，才會停下來，才會發現自己有事了，才匆忙忙找方法處理去，你看我們大家是不是很像。

再來有種人，生活安逸，沒啥問題要解決，方方面面都不錯，是人眼中的勝利組，可就是覺得哪兒怪怪的，好像不是只有這樣啊，於是千里迢迢尋找橄欖樹、不知何蹤的青鳥，最後才知道～那是來自心海的消息，你瞧瞧多悲壯！

正規或是詐騙身心靈方法的辨識

看到包治百病，沒好退錢的廣告，你就可以撤啦！

我的建議是：觀察這個身心靈系統網站、臉書粉絲頁、IG或部落格至少三個月，看看這個系統核心理念，是否有讓你安心。

請記住喔，任何身心靈方法都可能～只能療癒不同階段的你，或是處理某型態的問題。

還有不要管機構規模多大、機構人員有多少，只要跟你說：你只要聽我的、照我說的做，你的業力及問題馬上全消，黃金未來就在眼前。你聽聽就好，還是要親身體驗，還有感覺進入其療癒場是否舒適、心安。

一個愛護你身心靈的療癒師會啟發你，讓你看到自己的力量，並相信你可以站立獨行，只是需要時間及陪伴來蓄積能量。

這裡還有一點要特別提出來請大家思考：

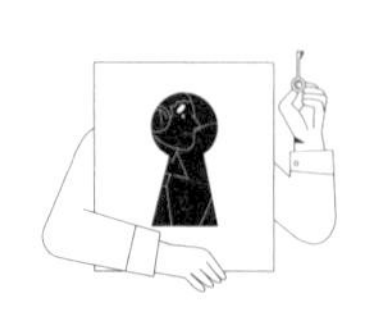

以名利爲導向或需要成就感的身心靈療癒師，很有可能對個案百般呵護，使得個案對其依賴順從，讓個案無法離開他而被予取予求，這種療癒關係是不正常的。

一個心繫個案生命的身心靈療療師，不計較個人得失及個案看法，必要時會對個案給予棒喝，不留情面的指正，遇到這樣的療癒師是很幸福的！

喔，對了！坊間有些江湖術士，說可以幫你去除業力或幫你得到心上人，又或者利用你的害怕恐懼讓你相信他有辦法爲你去苦，這種拜託趕緊閃嘿！

問題十：身心靈可以讓我跟配偶、伴侶的心靈更契合嗎？又或者是改變他人嗎？

前面說了，身心靈是爲了讓你更自在更誠實，你才不會透過有色眼鏡看待配偶伴侶，才不會把一堆要求往他身上量、往他身上掛；老實講契合這碼事沒有標準，每對伴侶關係及互動模式都不同，你倆開心高興就好！

親密關係不管是情侶或夫妻，對人來說，都是很重要的生命課題。

一直以來東西方文化教給人的觀念是～我不完整，我是殘缺的，必須找到另一半，才能成爲一個完整的圓，於是兩個人彼此磕磕撞撞，你我互相搓刺，以期把自己或對方的刺拔掉、磨平。

尤其是東方社會，更是要求兩人必須完全誠實，不能有一點點的隱瞞，個人沒有任何隱私自由，你娶了我或嫁來我家，就必須如何、就應該怎樣。原本是爲了成爲圓，結果是嚴重失去自我，衝突不斷成怨偶；然而，當有一方不在或關係不再了，又會覺得自己很受傷、做人很失敗，花很久的時間療傷才能正常。

我個人強力認爲：兩人都是完整的圓，不是缺殘一

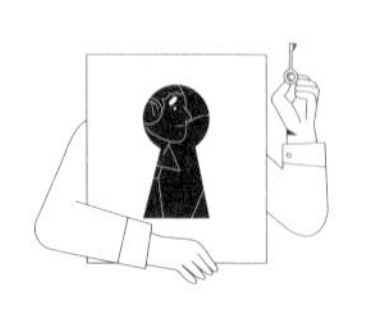

半，兩個圓可以邊界有接觸或是部分圓有交疊，兩人在一起是擴大世界而不是將世界變小綑綁彼此。這種關係是最理想的、也最讓人舒服，男女都適用！

身心靈可以讓你倆雙方都願意包容及尊重，接納對方的稜稜角角及優缺點，雙方合作舞出好看的旋轉華爾滋；惟有看到眞實、活出眞實，兩人才不會在謊言中彼此欺騙，也才能長久不膩、攜手同行。

再一次申明：身心靈不是給人下符或下蠱好嗎，研習身心靈從來都是認知、調整、改變自己，因爲自己不同了，別人改變對你的觀感與互動模式，就這樣而已！

*　　　*

我承認～做自己的過程中並不輕鬆也不簡單，因爲我們要面對的是～過往習以爲常的家人、職場以及社會文化，他們會認爲你爲什麼要改變，跟以前一樣不好嗎？可能會有一段時間的衝突甚至對立；然而隨著時間推進，只要你放下在意別人看法的壓力，甚至遵從內心離開會傷害自己的人際關係，對周遭人事物友善護持，最後無庸置疑～你會來到自由自在的國度！

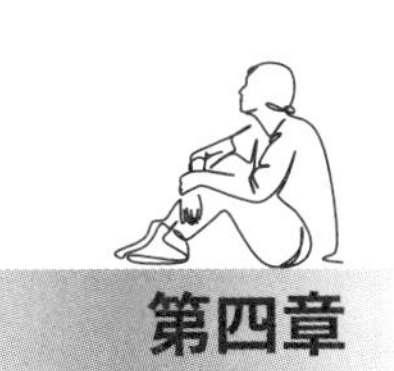

第四章 「超意識」導航，與自己感動相遇

1. 超意識是什麼——祂是人的心智潛能且人人都有

「超意識」這三個字，對於從來沒有接觸身心靈領域的人來說，或許會以爲它是新事物而覺得陌生，其實它的功能從有人類開始，就一直在發揮力量，它跟人的生命綁在一起，明的暗裡幫助人們度過無數個危機，它並不是特殊人士的專利，而是人人都有，只是有沒有察覺，以及使用多少的比例。

根據百科知識裡面的定義，「超意識」ESP是英文Extra sensory perception 的縮寫，被翻譯成「超感官知覺」，是人的「心靈感應」、「透視力」、「觸知力」、「預知力」、「直覺力」等的統稱，也就是我們人類的心智潛能統合，用大家比較熟悉的話講，就是「第六感」。

我們每個人都曾有過超意識的經驗，只是絕大部分的人只把它當成是一種「巧合」，愛因斯坦使用了百分之十的心智潛能，而普通人只使用了百分之三甚至更少，這就是成功人士與普通人能力高下的核心祕密。

「超意識」是一種可以感知萬事萬物波動、以及擷取萬事萬物中蘊含信息的能力；你可以想像宇宙是部「超腦」，而你運用你的「超意識」連結「超腦」後，在信息框輸入關鍵字查詢，就有相關的信息條跑出來。

當人在「超意識」狀態時，是能夠全相觀照事物全貌，不受個人偏見執著影響，因此能產生很多洞見，幫助人拿掉偏知偏見偏覺，促使生命能量奔放流動、展現新機。

如果還不清楚沒關係，「超意識」在民間信仰也看得見它的蹤跡，其中較爲人知的就是「探訪元辰宮」、「觀落陰」；以嚴謹研究角度來看，在台灣則有前台大校長李嗣涔博士發表的「手指識字」，不使用眼睛，使用手指觸摸紙條，你一樣看得到紙條內容，而這個內容不單是平面還有動態畫面，但其畫面不是在眼睛視網膜上顯像，而是在腦中類似內視的心靈（精神）屏幕中顯現，有人稱「第三隻眼」。

我對「超意識」概念，比較傾向祂是「更高的自我或神我意識」，屬於靈魂或精神面的狀態；「高我」，是超越肉體限制的意識或潛意識的存在，清楚知道「我是

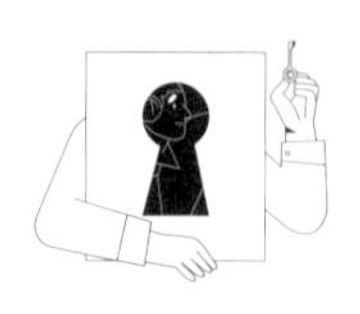

誰」，因此我們可以請教「超意識」了解自己當下的想法、感受。

接下來我會談的觀點，可能會打爆你的腦袋，給你來段沖擊波。

同一個「高我」可以遊走在多個時空線上，也就是過去、現在和未來，白話一點就是前世或下世或轉世，因此催眠或一些心靈方法可以帶領人穿越前世今世、以及預觀未來。

還有，在「超意識」角度上，我們都是一體相連的，我們都是相互連繫的，所以你可以像了解自己一樣地去了解他人的經歷，它有點像互聯網，我們是通過精神互聯網（量子場域）連結，所以只要我們願意，我們甚至可以使用他人經歷過的知識，這也是爲什麼在「超意識」中你可以體會別人的想法、觀點及感受。

「超意識」跨出頭腦的範疇，走向內心，是通往自己「神我」層面，能觸發更多靈感，是創意和洞見產生的橋梁，能創造出高品質作品和成果來，「超意識」展現出來會有幾種能力：

一、讀取到遠距對方思想的能力，是一種不必靠語言傳達的溝通能力。

二、透視眼睛看不到的地方所發生的事情。

三、事前知道未來將會發生事情的能力。

爲了讓讀者朋友更了解「超意識」，我從身心靈書籍中談論「超意識」最多的三本書——《與神爲友》、《與神談生死》和《重新定義神》摘錄詮釋：

「超意識」層次是一個你完全覺知你在做什麼的經驗層次，在其間你知道並創造你的實相；這是靈魂的層次（soul level），你們大多數人在意識的層次都覺察不到你們超意識的意圖——除非你們覺知——摘自《與神爲友》第六章。

「超意識」是個你能經驗到「全然地覺知（full awareness）你在做什麼，完全知道及創造你的實相」的意識層次，這是靈魂的層次，你們大部分人在意識的層次上都不知道超意識的意圖——摘自《與神談生死》第九章。

「超意識」是完全覺知的理解、身心靈的連結、自發性的創造，高瞻遠矚的洞見，以及顯示靈魂的衝動或靈魂的當下目的」的任務——摘自《重新定義神》第四章。

綜合以上三本書的詮釋，我們可以得知「超意識」對人的幫助或功能包括：

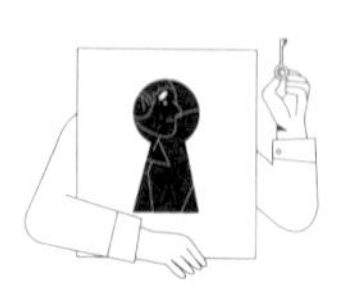

一、使我們可以全然覺知的理解。

二、連結身心靈。

三、自發性的創造。

四、提出高瞻遠矚的洞見。

五、當下自由選擇。

「超意識」的運作和我們的表意識及潛意識運作相反，表意識及潛意識都是我們個人的意識融入後，同時忘記「我是誰」，也將人抽離無所不能的「神性」，成爲一個力量有限、必須不斷學習的「人」。

然而，超意識卻是將我們推回「神性」，提醒我們本來「就是」、「就會」、是「一切」，當我們運用這個意識就能回歸本源，跟「宇宙」同頻共振、展開創造，其中我們不會失去「自我」，並且全然了知。

「超意識」雖然人人都有，但我們人大部分生命狀態都處在「表意識」波段，只把某些信息壓入潛意識，因此我們無法察覺全部過程以及原因，當然也無法徹底解決問題。

正因爲如此，觸發我創立「超意識催眠溝通」的想法。超意識催眠溝通的主要核心概念是太極陰陽魚。既陰且陽，相互亦爲因也爲果，在其中找到適合的平衡。經過十七年驗證，終於可以端上檯面，幫助大家用「超意識」——來過好屬「人」的生活。

如何運用「超意識」來為我們服務呢，讀者朋友還需要再接再勵了解下面兩個重要觀點，這樣操作起來才會信心不移、游刃有餘。

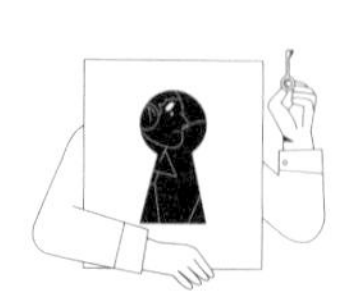

2. 萬事萬物都是能量與振動——一切存在的根本

愛因斯坦說：「一切都是能量，一切都是振動」。

現代物理有一個最偉大的發現——那就是「物質就是能量」，愛因斯坦指出：「物質只是能量的一種形式」，這世界上的萬事萬物都是由能量所形成，不管是石頭、木頭、桌椅，你、我，包括我們的眼睛、耳朵、鼻子都是由能量所形成，而愛因斯坦著名的質能方程式也告訴我們——有形或無形的都是由能量組成，並且它不會無緣無故消滅。

宇宙裡的一切包括灰塵到星體，都是能量所構成，能量形塑你我的生活與世界。

不只物質如此，話語是能量、文字是能量、思想是能量、情緒是能量、愛或恨都是能量，能量無所不在；偉大的物理學家尼古拉·特斯拉（Nikola Tesla）說：「若想要找到宇宙的奧秘，要從能量的頻率與振動的角度來思考」。

拜近代量子科學的發達，已經證實物質的終極構成要素（基本粒子）是「弦粒子」，而弦粒子是具有波動性的粒子，萬事萬物包括人、思想、情緒、感受，追根究底都是這種眼睛看不到的振動在作用著。

每種振動都會形成其獨特的頻率，頻率其實就像我們聽廣播一樣，要轉到特定的頻率，才能收聽某台的電台節目。

拿我們身體爲例，從大腦到五臟六腑都擁有不同的頻率，不同細胞也有它的振動頻率；再來，頻率相同的會相互吸引，反之就會排斥，這也可以說明爲什麼人與人間會有臭味相投、物以類聚的情況，關鍵就是：頻率對了！

從醫學上也有許多實證──「頻率」是我們身體各器官傳遞訊息的方式；知名神經外科醫生、史丹佛大學教授卡爾·普利貝拉姆（Karl Pribram）指出：我們的腦部是透過振幅與頻率語言，與身體其他部位進行交談。

根據Karl Pribram的理論，當我們看到某樣東西時，大腦中的神經元便會開始以一種特定的頻率共振，將這個頻率訊息傳遞給其他神經元，藉此讓整個身體各部位進行同步的反應。

Karl Pribram還發現一個有趣地方，人類的大腦具有一種頻率的鑑別分析能力，讓我們的腦部神經元只對特別頻率作出反應，這樣可以避免受到這世界上無盡且無孔不入的頻率資訊轟炸。

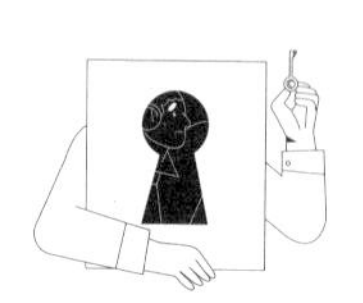

我們都知道，每個生物所能接收及發射頻率都不同，像狗就能感受到人類無法感知的頻率；人的身體會發射出一種「太赫茲波」，剛出生時這種波存在最多，隨著人年齡增長，太赫波愈來愈稀少，然而人一旦死亡，太赫波則全部消散。

振動中很關鍵的論點是：「頻率」可以被改變。

我想大家都曾看鐘擺「共振」視頻吧，把一群鐘擺分別放好，在不同時間撥動鐘擺，剛開始鐘擺是各擺各的，有快有慢，可是到最後這些鐘擺會同一幅度擺動，鐘擺實驗展現出「共振」能將萬物相連的道理，同一個頻率的振動，會產生一種共振的力量，進而改變既有的現象！

如果你想要更科學的證明，聲能生命科學（Bioacoustics）則是「振動」的最佳證明，聲能生命科學是「聲學」acoustics與「生物學」biology的結合，是現代醫學中的新方向，其精髓就是運用聲音的共振，爲人的身心靈帶來更好的療癒品質或是提升。

在能量與振動世界裡有個法則：能量及振動頻率高的人事物，可以影響能量及振動頻率低的人事物，這也是爲什麼我會導引人進入「超意識」，在這個狀態裡，改變人的表意識及潛意識是安全且確實可行。

再來，大家如果有機會學習到催眠、NLP，一定會學習及接觸到「腦波」這個主題及理論，腦波本身是振動也是頻率，現代心靈科學會透過轉換「腦波」型式，來釋放能量或是改變認知。

人腦不論人在做什麼即使是睡覺，大腦都不停產生像「電流脈衝」一樣的「腦波」，腦波依頻率可分爲五大類：β波（顯意識14-30HZ）、

α波（橋樑意識8-14HZ）、

θ波（潛意識4-8Hz）

及δ波（無意識或神意識4Hz以下）和γ波（專注於某件事30H以上）等。

雖然能量及振動是存在的，然而它能夠被我們有意識、自由使用，是需要經過內在學習及發展過程，並且它沒辦法運用頭腦。當我們能量平衡且振動和諧了，我們的思考會更清晰，行動會更直接有力，你可以更全方位觀照覺察到自己身心靈，明白自己是無限生命體，自己具有高意識且創意、潛能是十分驚人的。

既然講到現代心靈科學、量子力學、能量學，就不免要嘮嗑一下幾個著名理論。

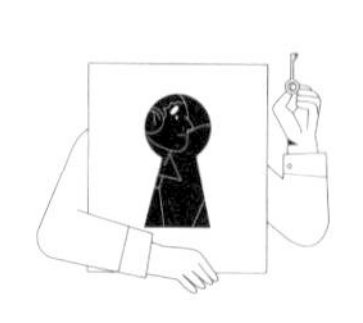

量子糾纏現象

一九八二年，法國物理學家艾倫愛斯派克特（Alain Aspect）和他的小組成功地完成了一項實驗，證實了微觀粒子之間存在著一種叫作「量子糾纏」（quantum entanglement）的關係。在量子力學中，有共同來源的兩個微觀粒子之間存在著某種糾纏關係，不管它們被分開多遠，對一個粒子擾動，另一個粒子（不管相距多遠）立即就知道了。

量子糾纏超越了我們人生活的四維時空，不受四維時空的約束，宇宙在冥冥之中與我們存在深層次的內在聯繫。

這個理論也爲我們理解人的意識對自身影響提供重要幫助，我們常說良好的情緒、意識對身體的積極作用，然而頂多是一種心理暗示，量子纏繞現象爲這種作用夯實基礎。

觀察者現象

所謂「量子力學觀察者效應」，簡單地說就是一個意識體的觀察會對世界狀態產生重大影響，也就是意識可以參與世界的形成，換句話說我們所看到的宇宙之所以是這樣，是因爲有某個「觀察者」的觀察或者說意識參與而形成，這個觀察者可以是我們自身、可以是外星人、可以是「神」高等意識。

之所以會有觀察者效應，其源頭是來自量子物理中的雙縫實驗。

最早的時候，科學家透過雙縫實驗是爲了證明了光不僅具有粒子性，還具有波動性，具有波長，所以科學家進行了雙縫實驗。

結果科學家發現：如果有人觀看又或者有設置攝影鏡頭時，光點就乖乖從雙閘通過打在牆上形成兩條列，但如果沒有人看或攝影鏡頭呢，打在牆上光點則是亂碼散成一片，且不論實驗多少次都是這樣結果。

量子力學的「觀察者現象」證實了一件事：宇宙是意識所創造的，『沒有觀察者，宇宙是不存在的』。

這也是我在「超意識」中，爲什麼會帶領個案重覆觀看事件內容，將人從固有僵化的認知中拉出，一旦人的意識改變，就能進而改變現實物質世界的事件態。

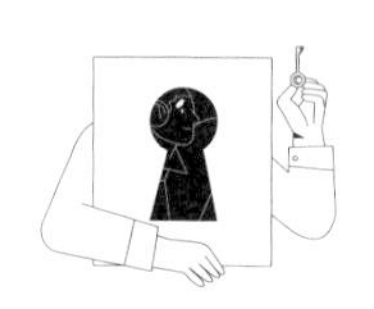

3. 平行宇宙——你有無數個選擇

「平行宇宙」（parallel universes），也稱「平行世界」（parallel worlds）、平行時空（parallel spacetimes）、平行次元（parallel dimensions）和替代宇宙（alternative universes）。

「平行宇宙」可以說是近幾年十分夯且熱門話題，很多科幻小說、電視電影或短視頻，如《彗星來的那一夜》《蝴蝶效應》《銀河系漫游指南》《奇異博士》等衆多燒腦科幻大片爭相爲主題，深受衆人歡迎。

想想看——另外某個星球、甚至某個不同的宇宙中，存在另外一個甚至無數個你，過著與現在完全不同的生活；在那裡，逝去的摯愛仍然還在，某個不可挽回的錯誤還未曾發生，你成爲你希望成爲的人……是多麼地吸引人啊！

研究平行宇宙的世界權威——邁克斯・泰格馬克教授告訴我們：「這一切都可能發生」！

蒼茫宇宙可分爲四層多重宇宙，每一層多重宇宙又包含無數層平行宇宙；也就是說，所有已經發生的和即將可能發生的，都有可能在不同平行宇宙中重演！

「平行宇宙」對於習慣眼見為憑、崇尚理智及頭腦思考的人來說，無異是腦洞大開的想法；然而，經過科學家鍥而不捨的演算、蒐集很多穿越平行宇宙的眞人紀錄、還有近年來在太空中發現平行宇宙的證據，再再顯示它眞實存在。

哦！如果你以為平行宇宙是作家、編劇們「意淫」出來的產物，那可就錯了，它是實打實從物理學的量子力學演繹而來。

一九五七年美國普林斯頓大學博士研究生——休・埃維雷特提出了「平行宇宙」的概念，埃維雷特表示：量子粒子以不同狀態、在不同世界同時存在；按照這理論，粒子在兩種狀態、兩個世界之間不必二選其一，而是可以二者兼得，一些科學家通過實驗，觀察到了量子粒子能夠同時擁有兩種不同狀態。

已逝英國科學家史蒂芬・霍金，發表了一篇文章，預言未來地球人類可能透過平行宇宙實現時空旅行、跨出目前所處的銀河系或維度，該文章一出立刻引起一片嘩然。

當你去google搜尋平行宇宙時，會秀出很多支持平行宇宙的觀點，著名的有「無窮宇宙（開放宇宙）理論」、「泡沫宇宙理論」、「大反彈理論」、「M理

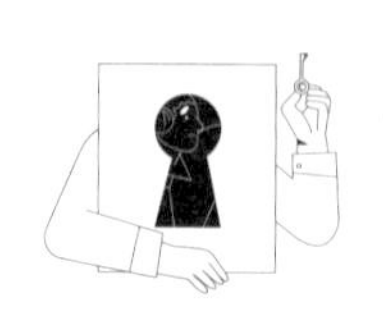

論」、「弦論－地景」等，看得人頭昏腦脹！

這些拗口理論都可以先放下，我來講點「實惠」的經驗、感受。

你有沒有過這樣的經驗？

同樣到一個你熟悉的地方，可是你卻覺得這個地方怪怪的，跟以往不太一樣，可是卻說不出來哪裡不同；又或者是同樣一個人，你卻覺得他跟以往不太一樣，可是又說不太上來，很有可能你是遇到平行宇宙的另個地點、另個他。

人在什麼時候會有可能進入平行宇宙呢？

一位命理老師說，當你的運勢走到「空亡」時，進入平行宇宙機會比平常大；腦波專家則是說，人的腦波在德爾塔波時易進入；薩滿教或是印地安教派，則是運用麻痺性藥物使人意識在某種狀態下進入。

另外，有一些身心靈系統，稱平行宇宙爲「可能宇宙」，這些系統說「可能宇宙」有無限多個，而且它們彼此開放且相連，透過導引可以穿越到另一個宇宙──學習及領悟，像我們常講的過去世或轉世，就是「平行宇宙」的披露。

OK，這些都不重要，重要的是平行宇宙跟我們生命有什麼關連及影響？運用平行宇宙概念可以改變什麼？我想這是很多讀者朋友有興趣的部分。

大家有沒有想過，爲什麼平行宇宙這麼受人歡迎及期待，道理很簡單，因爲現實生活中有太多不順遂、遺憾、力有未逮，平行宇宙爲人們提供廣大投射空間；還好的是——我們人類有趨吉避凶的本能，如果重來或是未來可期，多半會有異於現在更好版本的創造與發揮。

還記得我前面說過，萬事萬物都是能量所創造的嗎？

當人有想法，就形成了能量，能量不會憑空消失，尤其當想法凝成意識時，這時會有什麼產生呢？

答案是：新宇宙時空。

如果你夠覺察的話，你會發現——現在的你正過著之前意想的生活。

既然如此，那爲什麼要等遙遙無期的以後呢？

現在、當下，不久之後，不是更好嗎？

這就是我會帶領個案進行時空旅行，令個案有所領悟，之後呢——讓個案重新觀看原經歷事件、又或者是商請「超意識」給予建議、又或者是預覽未來理想願景。

目地不外乎是協助個案改變認知想法、意識，創造新生命版本時空。

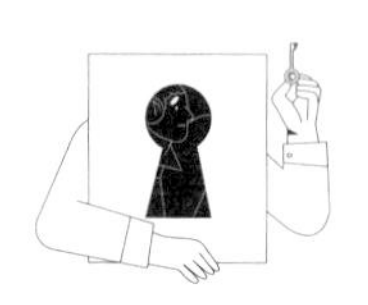

平行宇宙讓我明白「人」可以「無限選擇」，如果結果不好，那就換別種選擇，千萬不要硬撐、死嗑，哦！最重要的是要記得求援、求助啊！

平行宇宙也帶來了另一個課題——那就是如何了知自己原始設定、以及不滿意時要如何重設？

這個部分無法單純用文字來寫盡，必須要靠實操實練，歡迎讀者朋友與我一起探討「超意識催眠溝通」，你會有「衆裡尋他千百度，驀然回首，那人卻在燈火闌珊處」的感觸！

4. 超意識催眠溝通案例分享

「超意識催眠溝通」不是萬能，沒有人敢說用一個方法可以解決掉人類全部的問題，如果這樣，那「超意識催眠溝通」可以爲我們做什麼呢？

我先用一個譬喻：當我們家的門鎖上而沒有帶鑰匙，家裡又沒人在，而你又必須要回家，這時你會怎麼做？

是不是會去找鎖匠來開門，門鎖的種類很多啊，鎖匠如何能打開你家的門嘞，他當然不是用自己手去開啊，他一定是用工具（一種稱作「萬能鑰匙」的工具），透過鎖匠對鎖結構的認知和過往累積開鎖經驗，再加上一些巧力，動動弄弄伺候一番就把你家的鎖打開了，然後你再進入家裡面拿鑰匙；但如果你是在外面把鑰匙掉了，那鎖匠就只有破壞你家的鎖，再換上新的鎖。

然而這一切，鎖匠都必須經過你允許，而你必須做下決定，並且全程在旁邊看著。

「超意識催眠溝通」很像我所譬喻的例子，但唯一不同是你變成開鎖匠了，你聽從老鎖匠（催眠溝通師）的指令，一步一步試著打開你家的大門。

我再請問大家，家雖然是我們的，但家裡的東西我們

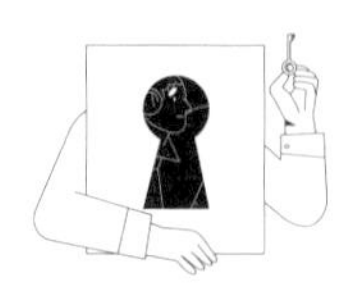

都清楚擺哪嗎？

我想大多數人不清楚，所以常發生忘了東西在哪，結果又買東西回來，用過後又堆在某個地方去的現象，所以必須常常或定時清掃整理，家才會井然有序不像垃圾場，老找不到你要的。

我們生命中有很多的事情發生，它們最初都是因應各種信念設定而來，然而我們長大了或是在輪迴長河裡斷片了，我們忘了那些設定，結果作用力繼續影響著我們現在的生活、操縱事情發生，而我們卻不明究理。

「超意識催眠溝通」就像是在生命信息場進行清掃整理，讓隱藏掩埋的信念設定浮出顯意識，讓我們更清醒明白，做下更適合的決定。

二十年身心靈探訪歲月，面對超過四千人次「超意識催眠溝通」，總是可以在裡面找到類似蛛絲馬跡，我將這些軌跡整理出來，當你看到這些個案分享，或許會覺得似曾相識，又或者覺得有什麼敲打你心弦，那都是生命呼喊開門的聲音，讓我邀請你勇敢的直視他、面對他，你會來到繁花似錦的生命花園，領受風光無限的四季風景！

案例一：找尋此生使命——原來「我」是光，是一切！

好奇寶寶一族，很好奇自己的前世今生，想要探索自己、了解自己

我住在北京，趁著一凡老師來到大陸深圳，我放下一切趕緊搭機前來，期望來場神奇的超意識之旅。

原本因爲好奇，本來是想探究自己前世，後來知道這目的無法人力操縱，因此老師和我探討一番後，將目的確定爲～「找尋此生的使命」！

進入超意識之前，老師讓我想像一盤水果，但我就是想不太出來，還好一凡老師很靈活，馬上改讓我想出今天下午飛機在機場降落的情境，成功後，接著想像自己站在公司白板前，一手拿筆、一手拿白板擦，先畫一個圓，再在裡面畫一個叉，然後把叉擦掉，然後開始在裡面寫數字，從30開始倒數寫，每寫一個數字就擦掉一個，一直寫到1、擦掉1爲止。

就這樣，我進入到超意識裡，跟著一凡老師的導引，出現三幕讓我印象深刻且有領受場景，三個場景裡面都是我，裝扮都不一樣，沒錯！我是主角！你別笑！

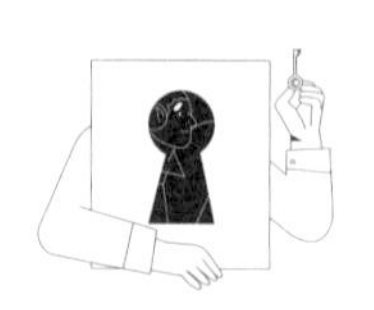

怎麼說呢，雖像電影但卻似眞，人的七情六欲、各種感受、包括想法，那麼歷歷清晰！

第一幕

我來到一個屋子裡面，打開了一個棕色木門，裡面有光，我走進光中一下子就進到混沌狀態，感覺不到身體存在；接著我感覺自己看到了地球、看到了太陽光，畫面一轉我看到了銀河，中間光亮無比，美倫美奐，此時我身後有光，於是我轉身走進光中，和光融爲一體。

第二幕

我感覺自己像看到了牛頓，但咻地牛頓就不見了，牛頓好像變成了我嘞（或是一個科學家），我坐在桌前擺弄一個類似陀螺的裝置（中間一根桿，上面有等長的繩子，繩子末端有小球），我用手一轉、裝置旋轉起來，繩子像雨傘般四散開，但不是垂直規律的旋轉，而是一邊旋轉一邊無規律的歪斜。

這狀況說明除了我給它的力外，還受到另一個力的作用，於是我去追尋另外一個力，似乎另外那個「力」～代表了宇宙和生命的追終極眞理。

這時一凡老師引導我來到此生的臨終前。

我感覺我大約七十多歲坐在桌前，死亡即將來臨，我感覺自己仍然沒有探究到宇宙和生命的終極眞理。

倒計時死亡後，我感覺自己意識離開了身體，重新回到了宇宙。

這時我又看到了光，回到了光中，與光融爲了一體，感覺自己就是「光」，光就是「自己」，很舒服，感覺自己就是那個無限的、遍在的宇宙和生命的終極眞理。

第三幕

我站在一個城堡窗前，似乎是一個十七世紀西歐的國王或王子，我的國家繁榮富庶，但我並不開心，因爲我一直苦苦追尋宇宙和生命的終極眞理而不得。

我站在大殿上，下旨讓人去探究宇宙和生命的終極眞理。

一凡老師再次讓我來到這一世的臨終前。

我躺在床上大概六十多歲，仍然遺憾這一世沒有探尋到宇宙和生命的終極眞理。

死亡倒計時後，我的意識再次升騰，再次回到宇宙、回到光裡。

此時的我浮出一個問題——爲什麼我已經知道無限的、遍在的宇宙和生命的終極眞理就是「光」、就是「我」本身，爲什麼還要一次又一次來到人間探尋呢？

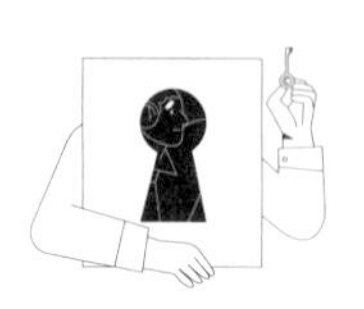

在超意識裡，我明白了——原來我這樣經歷的目地，無非是試圖找到一種方法，可以將宇宙及生命的終極眞理表達出來，讓所有人理解！

最後，老師讓【超意識我】給「當下這一世的我」說一句話：

【超意識我】說：「放下執著」。

另外，又給「當下這一世的我」兩個建議：

第一、每天給自己一點和「光的我」連線的時間（我解釋爲「靈性時光」）。

第二、少去用腦思考分析，因爲那個眞理就是自己本身。

很多人會問我相不相信我所看到的，我又如何確定我看到的是眞的呢？

我要說眞假沒那麼重要，以上三個像寓言故事，正好與我最近兩年內心所想十分相應，感謝與我的「超意識」連結，讓我明確今後的使命就是～找到一個方法，將生命宇宙終極的眞理讓很多人感受並理解，並且是不需要動腦思考的。

一凡老師心靈小帖

人生百變如霓虹燈閃爍，對靈魂來說充滿新奇有趣，於是如飛蛾撲火般多世探索，激情到忘卻來時路；忘失後的靈魂，為了明白「我是誰」，又前仆後繼探索，推自己陷入盲區。

當我們想知道「我是誰」，有了分別心，分裂成「已知我」及「未知我」時，與生命源頭就愈行漸遠。

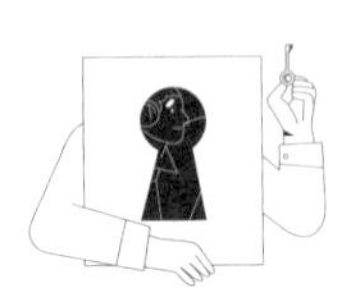

案例二：自己與自己的對待，影響了自己與己身以外的關係

親密無間的夫妻關係，突然變得難以溝通到彼此傷痕累累，為什麼？

很難理解，以前的我跟先生是多麼的合得來與相處愉快；然而廿年後，我跟先生卻變得難以溝通到傷痕累累！

在無力掙扎邊緣下，有幸找到一凡老師爲我進行「超意識催眠溝通」，讓我看清很多關係挫敗是來自過往記憶，在「超意識」調節下，我修復了我與自己的關係，原來～自己對自己的對待，會影響自己與自身之外的任何關係。

一凡老師帶我回到關係源頭。

我看到自己是小二的一個小女孩，暑假的午後我一個人在客廳，面對著紙張無聊地玩著遊戲，我無所事事等著媽媽下班回家，我認爲不會有人陪我玩，即使家人陸續的回家了，我也不期待，內心充滿寂寞無奈。

鏡頭一轉，我很羨慕我鄰居一女孩，她學習芭蕾舞、家裡打掃得清爽明亮也比較大，家人幽默風趣、媽媽都在家裡，另外她有一個很要好且洋化的鄰居朋友，她們兩家

人互相往來且親密，我十分嚮往與期盼。

一凡老師導引我帶著這一切的感覺、感受，來到我更小時候的時空。

那時我三歲，待在家的客廳，跟媽媽和姊姊在洗地板，結果我摔倒了，一切就不記得了。

透過【超意識】回放、我在一旁觀看，原來我是摔到腦袋右後方而腦震盪。

那時大家都嚇到了，我聽到我媽媽說快去醫院！

姐姐急忙的準備東西，媽媽抱著我心急，關心的一直問有沒有怎麼樣？

我在媽媽的懷裡感覺到很溫暖、很舒服、很安全、很安心，我的心跳是緩慢的，背部腰部的肌肉是放鬆、溫溫的！

我感受著這一切，明白～原來這就是「愛」，原來我並不孤單，原來我一直都被保護、呵護著，在我的內心深處——這份溫暖一直都在、這份信任一直都在、這份安心一直都在、這份安全一直都在。

一凡老師導引我，讓這樣的感覺喚醒我每個細胞，流動到我的全身。

告訴我的心臟、胃、和腹部，我是安心安全的、我是

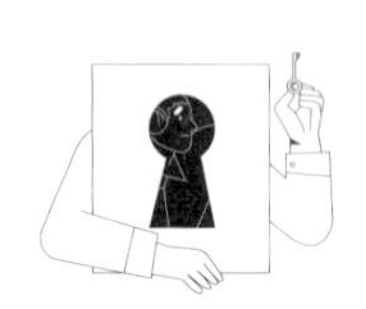

被愛的，無論我有否受傷，媽媽永遠都是愛我的，在那個受傷的當下，我看到了那不常顯露出來的「愛」，我感覺好像有一層防護罩的包裹著我。

一凡老師讓我穿著這一身的防護罩，伴著透明的光，來到我漸漸長大成人、與我先生相處的時空。

穿越相識、談戀愛、結婚、懷孕、生子時空，來到我面對與我先生難以溝通的一個事件，我帶著我所感知的「愛的力量」、「溫暖的力量」，來到房間再次面對先生時，我發現比較能了知我先生的心裡想法。

【超意識】要我別再說一些口是心非的話。

穿著防護罩的我重返時空下，勇敢地向我先生表達眞實情感，我感動的說：「謝謝你對我很好，我有沒有一直傷了你呀？你可以學著跟我溝通好嗎？」

我聽到我先生的回答是──「我沒有對妳不好呀！」

一凡老師讓我帶著這一份愛的感覺，前進到我先生小時候父母相處的記憶。

我先生小的時候，媽媽都待在家裡，爸爸則是在外面忙，他的父母雖然互動不多、沒什機會講話、也不太聊事情，但彼此之間是關心的，內心也都有對方的存在。

他父母相處模式令我想起我跟他的狀態，原來我先生並不覺得我跟他之間相處有什麼不對的呀，他並沒有對我不好啊，他只是用他父母的模式在愛我啊！

神奇的是——穿著「愛」防護罩的「我」，心也開始軟化，能體會他爲我做了許多，比較能體會以及接受他的對待模式。

一凡老師讓我主動走近我先生。

把我內在的感受眞實地告訴他，並透過「愛」的擁抱來傳達。

接下來進入美妙融冰時刻～我深刻經歷整個微妙變化過程，我相信——從今而後我的先生不會再爲了反對而反對我了！

這次「超意識催眠溝通」過程當中，我深刻記住——千千萬萬別說刺傷人的話來試探人！

還有，我領悟到我是被保護的，這是一種很放心、很安心的感覺，我要學習隨時將「愛的感覺」灌注全身，同時將「愛」滿溢出來，源源不絕跟先生分享、跟孩子分享、跟任何人分享。

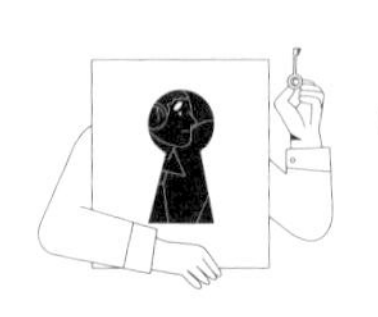

一凡老師心靈小帖

人生的定義，是由眾多經驗聚集形成的認知，童年認知會衍生為百分之七十主導信念；人生經歷如同雙手捧沙，多少過往如細沙從指縫流走，唯愛與恨硬是化身砂礫、劃破人雙手。

人傾向趨吉避凶，多數人目光在令自己疼痛的砂礫上，卻忽略「細沙」才是生命主角；當我們能全面觀照、看到問題全貌時，就能幡然了悟——「砂礫」並非是你、也不是生命全部。

案例三：每個人都有自己的生命藍圖，你有、你的孩子也有！

很想要小孩的卻不得，做母親的渴望無法滿足，夫妻感情也每況愈下。

做爲女人，成爲母親是一種天性，我也不例外。

然而，我卻是一個慣性流產的女人。

我十分注重我的飲食，爲了避免壓力辭去工作在家養身體，看遍中西醫、也四處求神問卜，一次一次的期盼，換來的卻是一次又一次的失望與悲痛，於是我找到一凡老師，希望透過「超意識催眠溝通」，找到無法受孕生子的原因，或許藉此能讓我心死，放下受孕生子的渴望。

在一凡老師帶領下，我進入了超意識。

我看到小時候我爸媽的感情很好，可是只要一談到我的教育問題，兩人都會吵架；重男輕女的奶奶因爲我是女的，對無法再生育的媽媽百般挑剔，以致奶奶與媽媽之間的關係很差。

小時候的我，覺得一切都是我的錯，如果不是我來到這個世上，如果我是男的，如果、如果、如果、好多如果……我給自己安上了許多罪名。

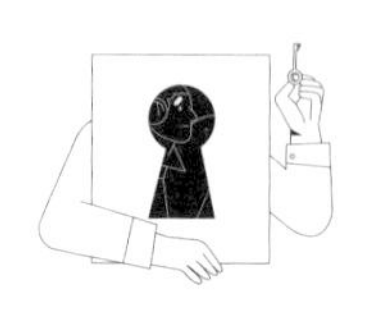

後來，我來到長大的時空，我終於跟心愛的男人結婚了，我想——我會過一個跟爸媽不一樣的婚姻。

一切如我所願——跟先生的婚姻生活過得很好，我們一起上班、下班時相約去吃飯；周末一早我起床準備先生喜愛的料理，吃完飯一起偕手出門。

我的先生超喜歡小孩的，但基於剛結婚，我覺得孩子來了，生活會有所變動，於是我跟先生商量：「我們先過過兩人世界兩年吧，之後再要孩子。」

我先生覺得這樣也很好，能先多存些資金生養小孩，畢竟養孩子不僅是吃穿而已，掐指一算孩子生下來頭三年花費至少上百萬（當然金額是因人而異的）。

兩年後，我照計畫懷孕了，我跟先生都很開心，為了讓孩子發育得好，我開始採用生機飲食，踩著時間吃維他命，不管多貴都買來吃。

婆婆這時有微言了，透過先生告訴我，他們都認為我太緊張了，只要吃得健康有營養，平時不要太累就好了，可是我覺得要給孩子最好的，這樣家庭才會幸福。

某一天在上廁所時，我忽然感覺到下腹部一陣熱流，像月經般的流血了。

我非常驚慌，趕緊去看醫生，醫生告訴我：「胚胎應該是不成熟，所以無法正常長大，就會自己流掉。」

我很難過，先生安慰我說，這是件好事啊，不然孩子因爲胚胎不完整以致生下來有缺陷，辛苦的會是孩子啊，聽完我稍稍的釋懷，警醒自己要更加養護，讓孩子有完美的母體來孕育；至此，我的生活變得更規律，飲食更是少鹽少油。

爲了先生精子的品質，我對先生的生活採取嚴格規定——不准太晚睡、不能長時間上網、不准抽菸，下班必須馬上回家、不可以外食等等。

這個不准、那個不行，漸漸我先生加班的次數多了，回家的時間越來越晚，而我們爭吵的次數也變得頻繁。

我覺得自己好委屈，我爲了生小孩積極改變生活作息，連最愛的美食都不碰、逛街都不去了，爲什麼先生不能共體時艱，孩子又不是只是我一個人的。

在一邊委屈、一邊給自己打氣的日子裡，努力有了回報，我再度懷孕，然後卻又不知所以流掉，我回頭找原因，看是哪裡做得不夠好、不夠多、不夠到位，我再注意；即使萬般小心，我還是流產了好幾次，醫生彷彿下了判決地跟我說——我的體質是易流產、不易受孕的。

我沮喪到了極點，加上先生的冷漠以對，讓我覺得幸

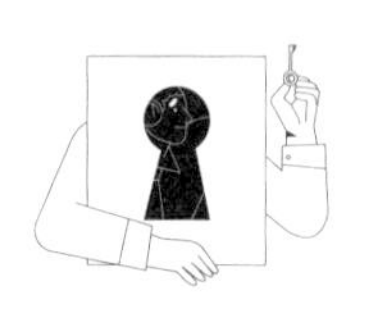

福似乎從此跟我揮手道別。

還好我沒有失去理智，另外找醫師檢查，確認我體質是否眞如醫生說的——不易受孕及不適合懷孕。

檢查過後發現，從生理性方面來看，我沒有問題大到無法生育，既然如此那就可能是心理因素或一些看不到的靈魂課題了。

於是，一凡老師在「超意識催眠溝通」中，帶我用一問一答方式進行探索。

導引：假如你有了孩子，你的生活會有甚麼變化？

個案：有了孩子，我一定會很幸福。

導引：我指的是有小孩的生活，跟現在的生活有甚麼不同。

個案：我會以孩子爲重心，我會全心及專心的照顧孩子，會注意他的健康、好好培養他。

導引：那麼，在這個生活中，妳先生在哪裡？

個案：他也要參與啊，他下班回家陪我們、他賺更多的錢讓孩子無憂無慮的長大，更愛我——因爲孩子是我的努力與犧牲換來的。

導引：我明白你很努力也犧牲了很多，你覺得孩子是你幸福的保障嗎？

你有想過這個小孩的來臨，會讓你及先生兩人生活有甚麼變化嗎？

個案：兩人的生活會被打亂，我們不再只是兩個人，任何事都會以孩子爲重，可能經濟上不再那麼自由，旅行出門上餐廳也應該不會那麼輕鬆。

我會因此被綁住無法那麼自由自在，好像會被關起來一樣。

導引：感覺一下，深層的內在，你眞的想要一個孩子嗎？請直覺地去感受內在的聲音。

個案：我好像並沒有我想得這般想要一個孩子，我做了許多努力只是爲了證明——我很努力的想要一個孩子，但深層的內在，我怕有孩子後，我兩會像我爸媽一樣的爭吵，我不想過爭吵的日子。

導引：所以，請用一句來說出，你眞正的渴望是甚麼？

個案：我不想要孩子，我怕孩子打破我的幸福。

導引：幸福是你一個人創造的嗎？這個幸福中還有誰存在？

個案：這個幸福是我跟先生一起創造的。

導引：也就是說，這是你們共同創造的幸福。

那麼，回看一下，你剛開始進入婚姻那兩年，再

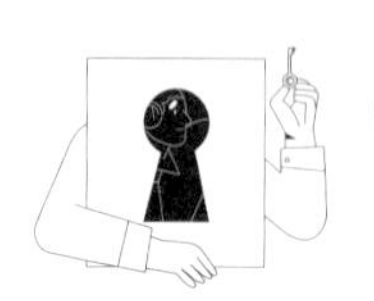

看一下接下來求子過程的那段期間，你看到甚麼？

個案：我跟先生的爭吵，是因爲我把自己逼得很緊，也把他逼得很緊，我們的吵架不是因爲沒有孩子，而是我怕失去幸福、失去這個家、失去他。

導引：來！我們聽聽看妳先生內在眞實的聲音。

個案：我先生說～他不在意有沒有孩子，他在意的是我的健康，他在意的是我們可以一起到老，他在意的是我們過得開心。

我好笨啊！我一直在破壞我自己的幸福，他回到家也對他講話很尖銳，逼著他不回家。

導引：來！當你帶著擔憂、帶著恐懼、帶著怕生活改變，帶著深層內在不想婚姻中多一個孩子出來，這樣的感受讓你怎麼了？

個案：我的身體產生排斥，當我懷孕了，就會讓卵子發育不全，甚至不容易著床，然後自然流產，無論我怎麼調理身體也抵不過恐懼產生的排斥。

導引：那麼再來看，孩子眞的會破壞你的幸福嗎？

個案：其實不會，我不是我媽，我先生也不是我爸爸，我們的相處方式是不同的，而且我也不像我媽，我們沒有跟公婆住一起，壓力完全是我自己想出來的，是我小時候的經驗，是我自己嚇自己的。

導引：你願意讓你的幸福涵蓋一個孩子嗎？

個案：我願意！

導引：好！那我們問一下你之前的孩子們，當初除了你的心裡排斥的原因外，還有沒有其他原因，可以直接找已離開的孩子的靈魂詢問看看，到底問題在哪裡？

個案：來了幾個小朋友，有的看起來像兩歲、有的像是一團光、有的像是五歲。

有孩子靈魂說～只想體驗在胎內生存但不想出生的經歷；

有孩子靈魂說～想要更改生命藍圖內容，只好退出；

有孩子靈魂說～胚胎發育不全會身體有殘缺，臨時打退堂鼓。

有一個光團，圍著我喊媽媽，說：「媽媽！我一直在等妳啊！」

導引：問那個小孩，他從甚麼時候就在等你了？

個案：他說，從我第一次懷孕他就來了，可是我身體排

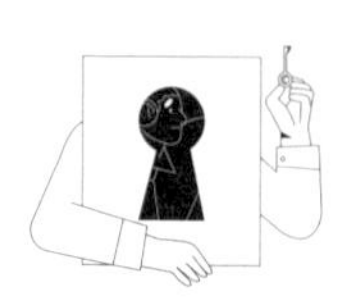

斥，他不得不離開。

他還是想成爲我的小孩，所以他去申請，申請等待期間，也有其他人來當我的孩子，他很擔心位子被搶走，幸好他們都走了。

他直接申請了接下來的兩個名額，他強烈想要成爲我的孩子。

導引：問問那個小孩，是否知道你之後的孩子爲什麼無法生下來？

個案：他說每個人都有自己的計畫，這個計畫隨時可以更改。

導引：那這小孩的計畫呢？爲什麼他非要你做他的媽媽？

個案：小孩說，這是我跟他的約定。

在我第一次流產時，我要這小孩回來當我的孩子，我會準備好讓他出生。

這小孩答應我了，所以他來完成這個約定。

導引：了解！那麼，請這小孩看看你的身體，現在適合他進入嗎？

個案：小孩說還不適合但很快了，他感受到我身體排斥力量減少了，大概再一年吧，他就可以進入了！

這小孩跟我說，他有兩次機會回來當我的孩子，目前已用掉一個了，一年後是最後的機會了，還安慰、鼓勵我，要我跟他一起努力！

（此時，個案已經哭到不能自己！）

對不起，我一定會讓你出生，我們一起幸福。我會準備好，等你來喔。

導引：接下來，你會如何做準備？

個案：我會先讓生活輕鬆下來。

先調整我跟先生的相處，我們太緊繃了，我知道他愛我，我不再恐懼，先過得輕鬆才能讓身體放鬆。

再來是會注意飲食跟起居，但要隨興些，我想讓孩子來的時候是一個輕鬆的家而不是劍拔弩張的家。

一凡老師心靈小帖

幾年後的某一天，這位個案來學習靈氣，她跟我說：「老師，我家女兒要上幼稚園了。」

人帶著童年的經驗以及認知，踏上人生未來的道路。

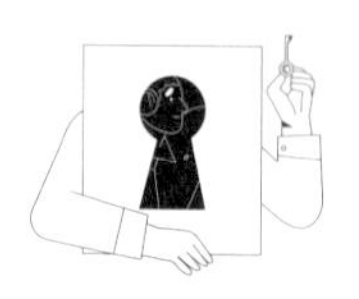

過程中，漸漸會遺忘背在身上的舊包袱，然而包袱重量依舊在、還是負擔，甚至會導致到姿勢不良而失衡。

懷孕，對於新手爸媽來說，不只是生活步調會被打亂，最重要的是自我的定位會改變。

如果抗拒改變，新的家庭成員就進不來；就算進來了，也是手忙腳亂，只感覺到沈重負擔。

靈魂——很單純、同時也很複雜。

不要把小靈魂當無知，他們或許比新手爸媽還要老靈魂。

每個人都有自己的生命藍圖，你有你的、小朋友有他的。

面對恐懼，你才能打破恐懼、往前走，前途不一定平坦如願，但絕對會有足夠的勇氣支持你走下去。

案例四：潛意識影響你的金錢吸引力，甚至形成阻礙力

原本是富太太卻因為先生事業失敗而被迫扛起家計，明明必須靠與人交流才有收入，卻不敢與人互動、害怕被人知道，而影響收入。

我是一位單親媽媽，目前在網絡上經營著微商，曾經的我也是生活優渥、養尊處優、不愁金錢、恣意享受生活的富太太，周圍交往的多半是跟我一樣有錢的富太。然而，天有不測風雲，一夕之間我那擁有好幾家公司的老公，因爲不可抗的因素入獄，從此我褪下繁華墜入凡塵。

由於之前富太太的形象實在太鮮明了，我又因爲丈夫入獄的原因，使我無法跟以前交好的富太太們正常往來（當然那些太太們也避著我以免遭到潑及），什麼都不懂、不擅跟各種人交際的我開始爲錢奔波，只能選擇從網路微商入手，一方面支持孩子高額的學費，一方面等待丈夫出獄。

然而即使我每天片刻不離抱著手機，想方設法地與人互動，希望收入能增加，無論我如何努力，生意就是不火不熱，甚至到了存款越來越少、快供不起兒子念貴族學校

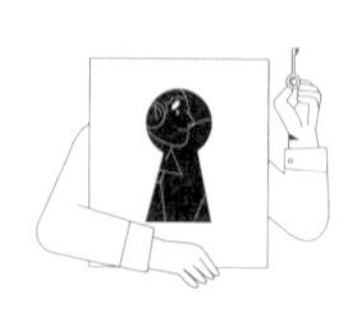

程度。

我回想自己童年生活，金錢問題並不存在我的原生家庭裡，我的人生中有缺錢經驗或是因爲金錢產生困擾的，統統是從我丈夫的事業因入獄垮台開始，我明白這可能是某個經驗被觸動的關係。因此我找上一凡老師，將自己交給「超意識催眠溝通」來引導，幫助我找出問題並穿越障礙。

在一凡老師帶領下，我進入了超意識。

第一個出現畫面是某一個晚上，我在家中看電視，我的孩子在自己的房間寫功課，先生如往常般因工作還沒回家。

忽然，我聽到窗戶外聽到一陣停車的聲音，不一會兒，大門被打開了。我心想：今天老公怎著這麼快就回家了。忽然，湧進一堆警察，丈夫被押著進門。我愣住了，不明白發生了甚麼事？

我衝向先生、尖聲的問他：「發生了甚麼事？他們爲什麼抓你？」

我先生只說：「沒事沒事，他們查清楚就好。」

警察到處搜索，翻箱倒櫃，到處兵荒馬亂，我只能抱著驚慌的孩子坐在客廳的沙發上。

到了深夜，警察帶著一些資料文件，押著丈夫離開。

我想去拉我先生卻被阻止，警察告訴我，我的先生因爲政府工程標案有賄絡、以及僞造文書的罪嫌，必須收押禁見，然後一群人就走了。整個家就只剩下我跟兒子，以及翻箱倒櫃的房間。

我花了一整年的時間到處找關係、找律師，花了大把大把的錢，我的先生還是被定罪入獄八年。我堅信我先生是被冤枉的，但是犯罪者是政府機關的某位高層，他無法抵擋被推出去當炮灰的命運，只能吞下這個結果。

接著，一凡老師帶領我，以一問一答方式進行探索。

導引：這些事件讓你有甚麼感覺？

個案：很驚慌、無助、想找人幫忙都沒人幫，大家都躲著我，但是我必須撐起這個家，可是又不太敢讓人知道現況，我只能暗暗投資朋友賺個小分紅。

可是這樣是遠遠不夠的，房子的貸款我付不出來後只能賤賣，找個地方租房省著用。我不願人家知道我的過去，我跟朋友開始作起微商，可是這樣無法開展我的知名度與交友圈，我有種無力感、以及害怕。

導引：害怕？甚麼樣的害怕？

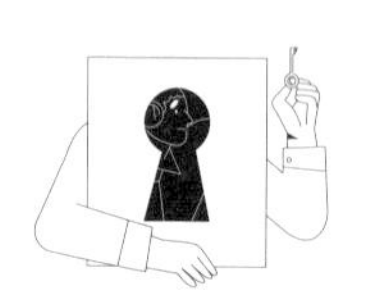

個案：一種很矛盾的感覺。我迫切需要增加微商好友圈人數，但又害怕太招搖被人知道，好像有一層膜，把我跟外界隔開，我出不去、但其他人也無法靠近我。

導引：了解！讓你的超意識帶領你來到跟這些感覺、感受有相關的事件。

感覺一下，你在哪裡？你是甚麼？你正在做甚麼？

個案：我是一個十歲的小女孩，我站在一個通道，兩邊是高高的牆。我很緊張，好像有人在追我，我在奔跑。跑了好久都跑不出去。

導引：甚麼樣的通道？這個牆是甚麼樣的牆？你穿甚麼樣的衣服？

個案：好長的通道，通道盡頭兩邊的牆是石頭牆，很像城牆，我的衣服不像現在的樣式，是古裝長裙，但很髒、好像摔倒好幾次的樣子，身上都是灰塵，手也受傷了。

導引：甚麼原因你要逃跑？甚麼樣的人在追你？發生了甚麼事？

個案：我好像是郡主，這裡是皇宮，有亂兵打進來，我母親叫我趕緊逃，去找我外祖父。

她跟我說，找到外祖父後，要隱姓埋名，不能讓人知道我是誰，我才能活下去。

我的侍從幫我換了小宮女的衣服，要帶著我逃跑；但是中途他們被攻擊了，我只能一個人逃跑，邊跑邊哭但不能哭出聲音，因爲會被聽到，我一直跑一直跑。

這時我已經哭到幾乎說不出話，一凡老師靜默等待我稍稍平緩。

導引：然後呢？

個案：我終於逃出來了，到處兵荒馬亂，路上很多屍體，房子起火，我邊躲著邊找路；外祖父家很遠，我不知道找不找得到；我很餓，很累，我變成乞丐，一路乞討的想走去找外祖父；別人認爲我是啞巴，其實是我不敢說話，我怕我一說話，別人就知道我是誰，我不能讓人知道我是誰。

導引：然後呢？

個案：我沒找到外祖父家。我要死了。好累。

導引：你在哪裡？因爲什麼要死了？

個案：我在樹林間，好累、好餓，因爲怕被抓，我一直避

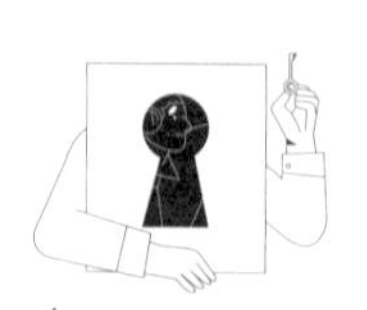

開人群，但爲了肚子餓，我必須進村去乞討。

有幾戶人家看我可憐會給我一些食物，但是他們問我叫甚麼名字、發生了甚麼事，我都沒有說；有些壞人想要抓我，我逃脫了，可是我不敢再待在這裡，必須離開；然後，我沒力氣走了，我不想走了，我沒讓人知道我是誰，我做到母親對我的要求，好累，我就這麼的死了！

導引：死了之後，請成爲靈魂狀態，回看自己，你看到甚麼？

個案：我看到我死在樹林間，好瘦、好小。

導引：請用旁觀者的角度看待那一生跟今生，聯想一下，你看到了甚麼？

個案：我的家被亂軍迫害了，我的父母並沒有做錯事，他們是很好的人；可是，只因爲她們是皇族，所以被殺了。

我逃跑了，我不能承認自己是誰，我必須忘記自己是誰避免被找到；我想跟著父母親去死，但我不能，因爲他們爲了保護我死了，我堅持的活下來，只爲了實現我答應母親的話——活下來，隱姓埋名的活下來，可是也沒比他們活多久，我就餓死了。

跟今生的自己聯想的話，我聯想到——我先生也是被迫害的，他或許有錯，但是沒有那麼大的罪；他被抓走，我必須活下來，我還有孩子。

今生跟那一世很類似。

啊！我知道了！那一生到死我都不敢說我是誰，我不能承認我的家人是誰，我離開了我的家。

今生，我不敢讓周圍的人知道我在做甚麼，我怕讓那些陷害我丈夫的人知道，會讓他們把目標轉向我。

我讓自己很低調，跟原本的生活圈的朋友幾乎斷絕交往，搬到新的社區後，我也不敢讓人知道我的過往，幾乎很少跟人交流。

每次在微商上跟人互動時，我都盡力的掩藏自己，但是頭腦知道我必須跟人多互動，這樣做微商才能賺錢。

這個害怕是一樣的，我知道了！

導引：那麼，你覺得你現在真的很危險嗎？你覺得陷害你丈夫的人真的對你有興趣嗎？

個案：其實，那件事已經塵埃落定了，根本沒人在乎我，

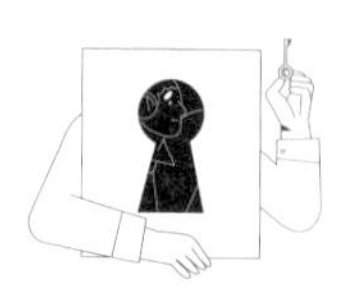

是我自己在害怕，是我怕被知道，是我內在很深的那個承諾在作用。

丈夫的事情發生後，這個害怕與不能被知道我是誰的承諾被觸動了；所以，我身邊立刻升起了一道保護膜，像護城河般的保護自己，但也把自己跟人群隔離。

導引：那麼，你覺得，現在是否是時候、將這道保護膜拆掉了呢？

個案：我願意試看看。

在個案的努力後，這道保護膜拆掉了。

導引：現在有甚麼感覺？

個案：我好像可以呼吸了，喉嚨原本很卡，深層的內在好像有個空空的，想哭的感覺。

導引：是一種甚麼樣想哭的感覺？

個案：一種沒有根，很飄忽的感覺。

導引：了解！你覺得你安全了，那麼你還需要躲藏或是隱匿自己嗎？

個案：不需要了。

個案：那麼，請意識回到那一世的靈魂狀態，想像你的父母親在你的面前，請對他們說：

「我是你們的女兒，我安全了，我可以說出我是誰了，我回家了！」

個案重複這些話語的時候，哭泣到不能自己地跪下來，朝著窗外俯地跪拜，大聲的哭喊說：「李氏子孫歸宗！」

個案跪拜後直起身體，一臉的放鬆，帶著笑意。

導引：現在甚麼感覺呢？

個案：整個人都放鬆，很安心，有力量的感覺。

導引：好！請帶著這個有力量，安心的自己回到現在。用這個有力量的自己開始進行微商的聯繫，還有推廣，你會怎麼做？

個案：感覺做得很輕鬆，我開始找以前的朋友出去，我很坦蕩的面對她們，我也開始參加一些聚會認識新的朋友，我願意走到台前去介紹自己。

我希望被看到了。

一凡老師心靈小帖

半年後，我收到這位個案的訊息，她很感謝自己願意面對並且放掉恐懼，目前微商的成果滿意。

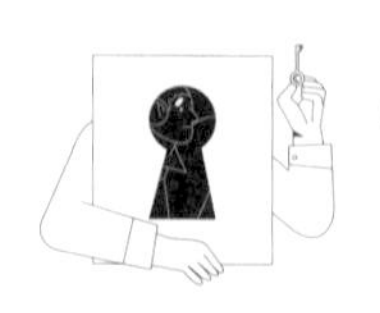

如果童年期間，父母常為錢吵架，那麼對孩子來說，錢不是好東西。長大後開始賺錢後，有可能只要有大筆錢進來就會有些事情發生，然後這筆錢就會花出去，身邊留不住錢，因為錢會帶來爭吵。

這位個案的先生因為錢導致入獄。對個案而言，錢是引發家庭崩裂的線頭，她想賺錢又怕太賺錢被覬覦，因此引發了靈魂中的恐懼，這個恐懼又跟死亡有關，同時又跟不能承認自己的家族的罪惡感、以及對母親的承諾又有關聯。

這樣深刻在靈魂深處的恐懼是無法用常理來判斷的。

而「面對」讓個案靈魂深處認出恐懼已不須存在了，因為生命翻篇了，將是新生、新的生命旅程，無須帶著舊包袱上路。

我融入家族排列的技巧，讓個案的過去未完成的心願完成，再度回歸家族，認同自己的身分。令個案感受到支持與不再是浮萍，也會帶給個案重生的力量，並讓金錢湧進其生活中。

無論你過甚麼樣的生活，柴米油鹽醬醋茶是生活不可或缺的，生活需要金錢來支持。

有人賺錢很輕鬆，有人死拚活拚只能賺個溫飽。財富，除了大環境的因素，還有個人的付出與意願。很多人想賺錢，但是沒有行動，那麼錢進不來還情有可原。付出努力，也付出行動，錢還進不來，那麼——原因只在自己身上。

金錢，是個概念，也是一種能量。

鑽石，很貴。那是因為人賦予它價值。不然，就是一種礦石，跟路邊的小石頭沒兩樣。

在古時候，漢白玉只有皇帝能用。所以它是無價尊貴的，有錢也買不到。現在，漢白玉堆在山上賤賣也沒甚麼人採取，因為——沒市場。

因此，錢，是人賦與其價值，不然就只是張紙。

但是，「金錢」不只跟社會價值有關，還跟潛意識裡面的經驗有很深的關聯。

這個關聯不但會影響你對金錢吸引力，甚至還會形成阻擋抗力。

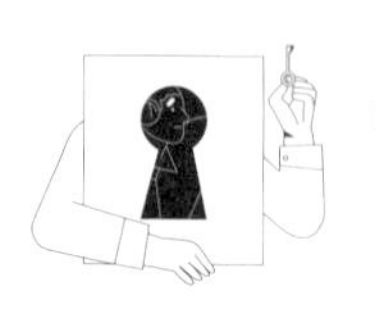

案例五：長期身體疼痛，看醫生吃藥罔效，係未化解的細胞記憶

長期以來背痛，只要工作忙就腰痛甚至無法站立，即使請人調身體還是看醫生，都是好一下下就又犯，深受疼痛之苦，沒完沒了。

我的工作是需要長期站著以及彎腰的，長期以來都患有背痛、腰痛、膝蓋無力的問題，只要太累就站不起來。

因此，我常常給人調身體、按摩，但這些方法都只能暫時紓緩而已，特別是我很忙、太累、或是有些新挑戰，又或者有人對我的工作有看法，我就會焦慮緊張，原來疼痛的點更劇烈，腳就更沒力無法站起來。

我聽說潛意識裡的事件對身體健康會有影響，就想要透過「超意識催眠溝通」來讓身體更放鬆，以及處理深層我不知道的影響事件做改善，因爲我找了很多醫生也吃了很多藥，疼痛問題都是好一下又繼續。

在一凡老師帶領下，我進入了「超意識」。

我來到了小時候，我的爸媽都是公務員的上班族，爸爸擁有高學歷，我從小到大都在公立學校讀書，我是個優良學生，無論任何考試都能通過。我父親在公職的生涯上

透過一次次考試不斷的升等，因此他對孩子要求很高，要求我們的功課要很好。

我在家排行老大、是長子，我父親對我的要求非常高，我沒考滿分、卽使是九十三或九十四分，我爸會拿皮帶一直打我、打到我趴到地上，我媽上來阻擋，我爸用皮帶打不到我，會用手打我的頭、用腳踢我，在這樣要求下長大的我，是無法允許自己犯錯、成績不能不好的。

進入高中叛逆期，一次高二考試，我的成績不好，低於我爸的要求，我爸非常生氣，像面對仇人一樣，對我拳打腳踢、抓我去撞牆、用手打我的頭、打到我倒在地上，換用腳踢我的背，腰，差點打到我吐血，一直罵：「你這樣有什麼用，怎麼會有將來，怎麼找得到好的工作。」

那時我心裡想，難道人生只有考試嗎？只有好成績才對嗎？沒有其他的嗎？

在那當下我整個爆發，我要證明我跟我爸不一樣，我也可以成功！我接受不了這樣的暴力，就離開了家，半工半讀，考上了大學。

大學畢業後，我找到工作上班，後來辭去工作，自己開了工作室，我十分努力，因此在業界也擁有一些知名度。在創立事業過程中，會很經歷很多不順及壓力，我必

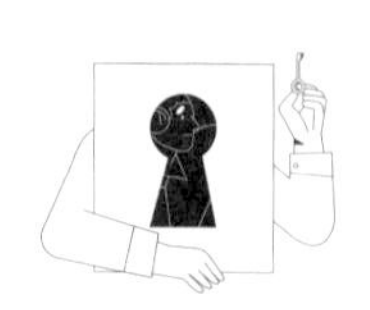

須非常長時間在工作崗位上，迫使我的背、腰、腳陸續出現問題。

後來，即使工作室由我一個人轉換到與他人合作，成爲新的經營模式，還是要我親力親爲，幾乎一整天除了睡覺，我都在工作，雖然如此我還是覺得不夠！

再後來，我的身體疼痛更加劇且部位更多了。

那時我正進行一場遠距離的戀愛交往，我打算把我現在工作結束，去到交往對象居住的城市重新出發。那個壓力十分大，我很焦躁極度不安，重新出發得要適應，還有希望這段感情能夠維繫下來，我的背、腰、腳很痛，彷彿是在提醒我，心裡在害怕與不安，而這個疼痛讓我聯想到我的爸爸。

之後，一凡老師透過導引，一次又一次帶我去釋放掉身體疼痛的記憶。

這個記憶讓我連結到的情緒及感受，是我爸爸對我的「不認同」、「不支持」。

除了我原本的身體疼痛外，在引導中，我還產生劇烈的頭痛，一凡老師讓我感受頭痛產生原因，原來它連結到我最後一次被我爸爸打，我爸打我的頭、踢我的頭的記憶片段。

釋放疼痛的細胞記憶後，一凡老師帶我去面對這個記憶片段，同時讓我融入我的爸爸，去理解我的爸爸，為什麼要這樣強烈要求功課。

融入我爸爸後，我意識來到我爸爸小的時候，爸爸家裡長輩就是這樣要求他，要他好好唸書，才會有好的未來，找到好的工作，才有辦法出人頭地。

後來我爸因爲大二那一年因爲沒有考好，產生了擔心害怕的恐懼記憶。

我爸爸認爲：如果我的孩子沒有好好努力唸書，也會像他一樣恐懼害怕。所以，我爸抓我們功課抓得很緊，怕他的孩子未來沒有好的工作，無法在社會立足。

我感覺我爸爸心裡面非常緊張、擔憂、不安，然而他又覺得自己很努力讀書獲得了成功，因此要我們複製他的成功模式。當他在打我們的時候，是進入一種「我就是要把你們打造成像我一樣成功」的魔怔裡，我爸已不是在教小孩了，他是在「打造一樣東西」啊！

後來，一凡老師又導引我成為我爸，去感受我們孩子。

我的心裡充滿了恨意，內心的失望、失落，還有以及身體的疼與痛，以及不被認同、不被期待的感覺時，我

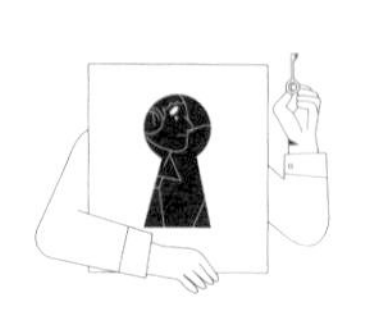

爸覺得這不是他要的，他要的是孩子安心走在成功的道路上，沒有擔心與害怕。

接著，一凡老師要我在超意識裡跟我爸講，他的作為結果。

在超意識裡，我爸終於理解到他的作爲結果，完全背離了他的初衷，事實上是打壞了我與他的感情，讓我無法再相信自己，我必須一而再、十分努力且用力的、去證明自己。

此時，我爸說了一句話：「對不起」，那時的我說：「我願意接受你的道歉，我可以體會——你對我有很深的期待跟愛，但我無法原諒你對我動手。」

當我講完上述的話後，我感覺自己的心與身體，是放鬆的。

接著，一凡老師引導我面對自己，接下來我要打算怎麼做。

我回答：「我接下來不再證明自己給爸爸看，我要爲我自己、做我想做的事情，我不論到任何地方都能重新開始，我相信我能過得很好，因爲我有經驗、技術、還有我很努力，所以我不擔心到新地方，我知道我必定成功·我跟我所愛的人會有新的、好的開始」。

做完超意識催眠溝通後，一凡老師要我去感覺我的背、我的腰跟我的腳，有什麼樣的感覺。

哇！超神奇、超棒的耶，我整個人都放鬆、舒坦無比，背跟腰不痛外，站起來時，腳非常有力。在來做超意識催眠溝通前，我時不時就上頭的劇烈疼痛，此刻完全沒了，我感覺信心十足，來到女朋友生活城市重新打拼，我完全沒問題！

一凡老師心靈小帖

有關身體健康的問題，如果是長期性，可能是因為姿勢不良，也有可能是因為情緒，就反應在身體，形成病痛狀態。

特別是看醫生了，狀態改善一段時間又出來，如此周而復始，表示這不是姿勢不良問題，而是跟情緒有關，未紓解的情緒累積在身體筋膜、肌肉、骨骼、內臟器官裡，長期下來形成了能量堵塞，以中醫角度來說就是「氣不順」，氣不順導致病痛發生。

我看到這個個案，從身體的疼痛、連結到心、

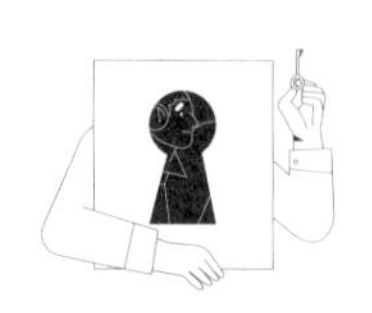

連結到過去傷痛、而後走出來面對現在真實遇到的問題。這個個案的父親對他的打罵，在他的身體裡埋下了細胞記憶，一般來說，背部的疼痛跟生命受到威脅有關，腰部的疼痛跟不被支持有關，不管哪種疼痛，其連結到的情緒是「不安」，尤其是對未來。

身體是一個「容器」，是靈魂的「容器」，也是「情感」與「認知」的容器，它很誠實，這些「情感」與「認知」能量如果沒有適當的釋放出來，它就會儲藏在我們身體裡面。

我分享一個能量與情緒的認知。

「心」對應到的是「愛」情緒、「肺」對應到的是「表達」情緒，腰位置的器官是「腎臟」，對應到的是「恐懼」情緒，而「肝」對應到的是「憤怒」。

情緒是一種能量，不會因為你不管它，它就會不見。因此，它只能被釋放，如何釋放情緒能量，那就是去「面對」情緒事件！

再看看天下父母心，在孩子出生時，父母的期待是孩子健康長大。隨著孩子長大，期待孩子能開心無憂。再隨著孩子成長，對孩子的期待就愈來愈多，希望孩子人緣好、功課好、工作好、能有錢、有好的另一半、能家庭幸福，甚至將自己做不到的事情投射在孩子身上，希望孩子能完成。

以上的狀況在華人社會尤其常見，但生命是流動的，它會自己找出口，情緒也是一樣。如果父母無法面對自己情緒，如恐懼害怕，卻將其投射到孩子身上，孩子就會帶著這種情緒能量成長。而孩子為了要活下去，就會想盡辦法抵擋投射而來的情緒能量，於是孩子強力將情緒能量壓制下去、或變成無感、又或者是逃離情緒能量源頭——父母，然而孩子愈想反抗、父母就愈高壓。

以親子關係來看，這世上沒有所謂標準的親子關係，因每個家庭都不一樣，然而要擁有融洽平衡的親子關係，父母必須先面對自己，完成童年未盡的課題，孩子無法替代你做。同時孩子也要明白一件事——父母的課題你無法承擔，你只能承擔自己的，並隔出你與父母間的界線。

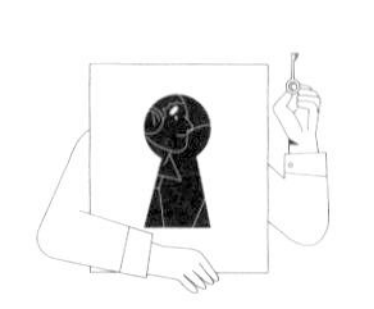

案例六：害怕自己一個人，無法獨處，只有直擊心底，才能解開答案封印

我學習了很多身心靈療法，也看了很多經典。

但是我仍然不知道，我這一生到底是為何而來？

很多靈性的知見說要追尋三摩地、要開悟，但是「開悟」到底是為了甚麼？

我好想知道我的生命藍圖、好想了解我此生的目的。

我是一個令眾人豔羨的超級好命人，說我是人生勝利組，一點也不爲過。

我是父母疼愛無比的獨生女，父母完全不給我任何限制，從小讓我自由追求任何事物；我的學生生涯很平順，雖非頂尖大學但也不差，唸的科系是自己選的，不好不壞的畢了業；畢業後，找的工作錢多事少還離家近，賺的錢用來旅行、買自己喜愛的包包衣服等，如果東西太貴買不起，我的爸媽還會支援我、幫我購進。

結婚後，富二代的老公自己創業有成，家中有傭人、小孩有保母，我成了全職的富太太；結婚剛開始的時候，我常跟閨密們逛街喝下午茶，有空就出國旅行、吃美食，年復一年；直到有一天，我忽然覺得這樣的生活很無聊，

在朋友的推薦下，開始接觸了身心靈。

第一次的接觸經驗讓我好興奮，原來我是那麼的不認識自己，原來人的情緒有這麼多種，原來人可以過得很開心，因此我開始熱衷上各種身心靈課程，甚至遠赴印度多次參加靈修課程；可是漸漸的，我覺得焦慮，覺得生活變得好拘束。

A課程說，人要從愛自己開始；B課程說，人要付出才是最大的愛；C課程說，全然的信任自己才是臣服；D課程說，全然的信服上師，才不會走彎路。

我變得不知道生活該怎麼過、怎麼活才是好的人生。

透過朋友的介紹來到「潛能密碼」，我想透過「超意識催眠溝通」來了解我的人生目的，我究竟是爲甚麼而來？

一凡老師很親切的與我會談，了解我的身心靈學習經歷。

我告訴一凡老師，我上過不下十多種的課程，學費加上去印度上課的學費，大概百萬起跳吧，這麼多種身心靈課程各唱各的調，我都被搞暈了！

一凡老師說，每個人都有很高的內在智慧，他稱之爲「超意識」。

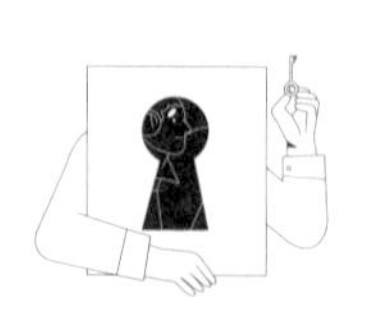

我立馬決定讓我的「超意識」來協助自己，用最適合並且能輕鬆解鎖的方式，解開我的生命之謎。

經過一凡老師前置放鬆與深入後，我來到最需要面對的時間點。

我來到了幾年前上一個有關靈魂伴侶的課程。

我很喜歡交朋友卻都交往不久，我人生裡有許多朋友卻來來去去。

小時候父母因爲工作忙，陪伴我的時間很少；先生因爲工作，陪在我身邊的時間很少；我雖有閨蜜，但事實上我們不常相聚；我回看自己的一生，常常自己一個人，我覺得這不正常，因爲我認爲——「人」是群居的動物。

在靈魂伴侶的課程裡，我感覺與我練習的夥伴都好有愛喔，像是好久不見的朋友般的熟悉，原來這就是「靈魂伴侶」啊！

課程結束後，我常跟其中幾位夥伴聯繫、出遊，漸漸的出去吃飯都是我買單；出去旅行，大家都叫我去跟旅行社交涉，只是因爲我先生的公司有合作的旅行社。

後來，我的協助幫忙變成理所當然的應該，漸漸課程裡的夥伴連週轉金都跟我借，原因是我有錢，如果我臉稍露難色，課程夥伴就會說：「我們幾世的交情，難道連幾十萬都不值嗎，我又不是不還。」

我很難拒絕，於是只好減少與他們聚會，而漸形疏遠；然而，這樣的遠離讓我有罪惡感，我覺得自己好像背叛了這群靈魂伴侶。

接著，一凡老師讓「超意識」帶我來到童年，一個人在家吃飯的場景。

我坐在大大的餐桌前，面前的菜色豐富，傭人在廚房裡洗鍋盆，我一個人獨自吃飯，這是我生活中經常出現的畫面。

吃完飯後，家教老師陪我寫功課，一直到九點多老師離開；之後，我洗澡、看看電視、準備上床睡覺，此時我的爸媽才陸續進門。

在家中，我沒有談話的對象，等到家教老師來，我才有跟人聊天的機會。

我好羨慕別的同學有兄弟姊妹，即使是打架吵鬧，那也是「伴」啊！

一直到小學高年級，我下課後跟同學到附近的小店吃點心、去西門町逛街買小東西，當同學沒錢時我會主動掏錢幫同學付，不然同學沒辦法陪我啊，這個經驗讓我以為——「金錢」是朋友之間最好的連結。

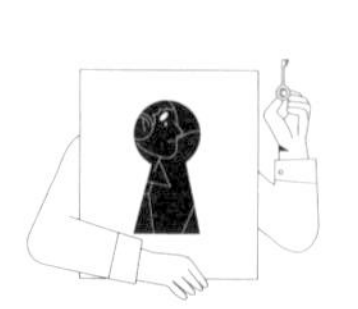

接著，一凡老師讓「超意識」帶我前往靈魂伴侶啟動的時間點。

導引：你在哪裡？周圍有甚麼？

個案：我不知道，這裡甚麼都沒有。

導引：你是甚麼？

個案：我、沒有我，這裡好空，但又好像好滿；我在這裡，但是又沒有我；沒有形體，也沒有任何想法或感覺。

導引：你在做甚麼？

個案：沒做甚麼，就只是在這裡，其實也沒有這裡跟那裡；就像是浮在空中的空氣，沒有風，到處都是空氣，我是空氣的一分子，但也是全部的空氣。

導引：在這裡甚麼感覺？

個案：甚麼感覺都沒有，也沒有感受，就只是「在」而已。

導引：在甚麼狀況下，你所處的情況改變了，又或者是用甚麼樣的型態離開？

個案：當有一個「我」的意念出現時，就離開了那裡，我成爲一個「光點」，跟很多光點一起離開；「光點」——用你們地球的話來說，就是「靈魂」。

導引：是甚麼契機，讓你有「我」的認知產生？

個案：是一個想要去旅行、想要去玩的感覺，然後「我」的意念出現，就離開那片虛無卻一切萬有的狀態。

導引：跟你一起離開的光點很多嗎？你們彼此認識嗎？

個案：是的，很多光點一起離開，然後分成好幾群，一群裡面有十多個、也有二十幾個；在那裡，我們本是一體的，是因為有了「我」的意念，變成了光點，才有你我他的分別；而與自己一群的，自然就彼此認識。

導引：是甚麼原因分群組的？誰分的？

個案：沒有誰分的。變成光點後，想玩的地方、要學習的課題，相同、或類似，就自然吸引成群。

導引：要玩的地方跟學習課題，是誰決定的？是依據甚麼來決定？

個案：這個很難講得清耶，因為是同時發生的；在要離開虛無之際，同時「我」的意識形成，又同時產生學習及經歷的課題，以你們身心靈的語言來講，就是「生命藍圖」，而一群有類似生命藍圖課題的光點聚集在一起，討論劇本、安排角色、透過

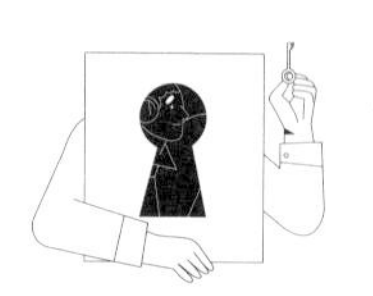

扮演來體驗及學習。

導引：你們一開始就知道自己要做甚麼課題嗎？又或是知道想要得到甚麼？

個案：沒有！我們是由有老經驗光點的指導老師，引導我們決定內容。

導引：老經驗的光點老師？他們在那一片虛無中嗎？

個案：嗯！可以看成平行世界或是平行時空，他們跟我們同時是「一」，沒有分別，同時是老經驗的光點、也同時是新手光點。

在虛無中，上千上萬的螢幕排列在一起，有老靈魂光點跟我們這組討論、也有其他光組開始進行課題討論、也有光組離開了虛無；有的「我」成爲老靈魂光點，指點新靈魂光點；也有「我」回到虛無，再度回歸「一」、沒有分別！

換言之，沒有事件前後之分，都是同時存在，直到有「我」這個認知，才開始改變；而「光點」不過是一個呈現方式罷了。

精準一點來說，是連「光點」都沒有，就只是一個意識存在；意識沒有距離、時間的觀念。

「意識」想要展開旅程，這才有了「分組」、才有了「距離」、才有你我他的清楚界定。

這時候，還沒有時間的觀念喔，只有要去哪裡，就進入哪個螢幕、就成爲那個要經歷的角色。

我們光組裡的光點也會分組，假設有十個光點，三個在A時間點相聚，另外七個可能就在B時間點經歷課題；然後，兩組中的六個光點在C時間點交會。

隨著課題的需要，群組間光點彼此扮演家人、朋友、好人、壞人、喜愛的人、仇恨的人，並且在不同劇本中輪流轉換；而在課題未完全之前，不少光點會忘記彼此的約定而仇恨好幾個劇本，你們稱之爲「好幾世」。

由於每個光點完成課題的時間不同，回到虛無的時間也不同，此刻就產生了「時間」概念；但是這個時間觀念，並不是你們地球認爲的時間喔，它只是爲方便了解而這樣說。

不同劇本需要的舞台不同，可能在不同星系、不同次元；所以，「時間」並非是固定不變的概念，從虛無或是意識層面來看，時間根本不存在。

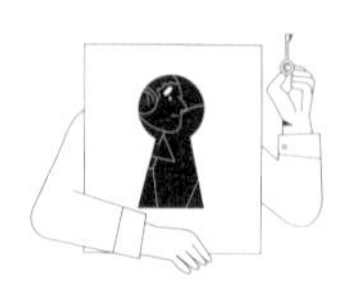

導引：那麼，你的生命藍圖中設定的課題是甚麼呢？需要幾個劇本完成？這些劇本都需要去哪些舞台？

個案：光點課題不只有一個，每個光點的決定都不同，但這些光點的課題都是爲了完成一個大課題；每完成一個小課題，如同一個小圈圈轉的順了，就跳到大一點的圈圈，最後這些大小圈圈，會匯整合成一個超大圈。

當超大圈完成後，就回到虛無。

而我的大課題，是學會「單獨」的存在，在不同的星球、不同的次元經歷「單獨一個」。

地球是一個具有很多元素的地方，地球人類的感情很豐富，可以提供很多舞台劇本；然而，這也會使很多新光點，因爲感情太豐富而沉溺其中很難脫離。

我在地球經歷了八十多世，還沒完成課題。

導引：你今生經歷的事情，是你生命藍圖中原設定的嗎？

個案：不全是原設定的。

主題課題不會變，但在過程中會因自己的當下的選擇，而改變接下來的發生。

例如：這一生的我在原生家庭經歷了一個人在

家，然後想找人陪伴，於是長大後用錢交朋友；上那麼多身心靈課程，其實也是爲了要被陪伴；在其中，隨時都有轉捩點出現，指引我看見自己不需要陪伴，進而感受到「獨處」的珍貴。

而現在我了解到自己的課題，我願意接受「獨處」是我要的，我不會往外尋求陪伴；我理解——「獨處」不代表孤單，而是享受跟自己在一起的珍貴！

導引：那麼你還要尋找你的靈魂伴侶嗎？

個案：不用了，哪來的靈魂伴侶啊！倒是可以說我們是夥伴，我們從沒有分開，只是透過每次的舞台相聚而已。

當然也有擦身而過的夥伴，那是因爲我們的課題沒有交集，因此不會相識。

導引：好！全然回到現在的自己，對於今天的過程你有甚麼領悟？

個案：人對於文字的認知，會錯誤引導自己的想法。

獨處不等於孤單，但社會定義——一個人就是孤單，就是不好的。

小的時候去親戚家，看到他們每次都是一家人在

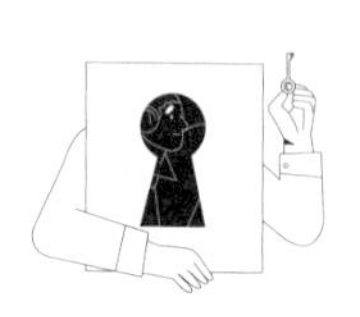

一起，我就認爲家人必須時刻在一起，才叫陪伴。

其實，我只是看到一個時間點，並不是全部。

我的父母已經用他們可以擠出來的時間盡力陪伴我了，感謝他們幫我開啟了關於「陪伴」的課題。

大部分的人，只能用他已知認知看待事物；人的一生，不過是一個劇本舞台，劇本則是可以隨演隨改的。

老實講，我有家庭、朋友、同好，我跟自己好好在一起的時間其實並不多耶，我要珍惜「獨處」的時間，跟自己好好玩，好好體驗！

導引：那麼回去後，你會如何落實在生活中，從哪件事開始呢？

個案：回去後，我會先規劃一次一個人的旅行，先去個三天兩夜，我想好好品嘗一下與跟自己在一起「獨處」時光。

一凡老師心靈小帖

我們人為了要「破相」，必須先立「相」，才有相可破。

許多靈性課程提供的法門，都只是工具，不是救贖。

所有方法，不過都是幫助認出「自己」的工具，看到自己力量的媒介。

在這裡我推薦一個破障法。

一、先靜下來，深呼吸三次。

二、拿出紙筆，在紙上寫出一個困擾的感覺，或是常有的行為。

三、直視這個困擾你的感覺或行為，讓你聯想到哪些經驗，仔細地寫出三個經驗事件。

四、眼睛閉起來，透過觀想，想像有三個螢幕在眼前，正在上演這三個經驗事件，仔細看這三個屏幕，它們有甚麼共通點？

五、從這三個屏幕，你看到了甚麼？明白了甚麼？

六、將這三個屏幕結，形成一個意識的「自己」，你用一個旁觀者的立場，對意識的「自己」講話，看看旁觀的你會說什麼？

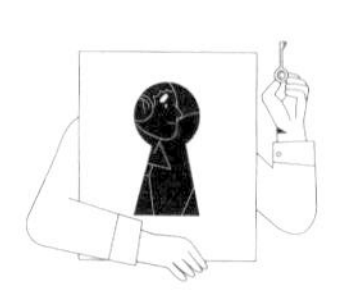

靈魂，不會故意難為自己，在靈魂狀態中、課題都能完成；然而，一旦「靈魂」進入肉體，就會產生「自我意識」，也就是「頭腦」，它會編劇本為難自己；然而，不管頭腦多厲害，真正課題——自己的內在（超意識）全部都知曉，不會被遮蔽。

案例七：工作不順，做不開心，原來是要學會「愛」與「主動付出」

我出來工作好幾個年頭了，換了不少的工作，可是我都做的不開心，最近我又想換跑道了，對於未來工作如何，我茫然、完全沒有頭緒……

關於工作這件事，一直是我很大的困擾，我明白工作很重要，活不活得下去全看工作，然而我對自己能做什麼，能在工作上達到何種位階，我沒把握且不知；特別是最近瀕臨到情緒火山口，我十分強烈想要換跑道，卻沒有膽子只能硬撐，扛得身心疲累且僵硬，於是我在網站上搜尋，找到一凡老師，希望藉由「超意識催眠溝通」來解決關於工作上的問題。

因為想要解決問題的意願十分強烈，順著一凡老師指引，我很快就進入了狀況。

首先老師讓我從這一世先看到跟工作有關連的事件。

我來到工作時間最久的工作場所，那是公司的走廊，因為要辦活動，同事都在走廊上準備前置作業，像搬道具、鐵架之類的，我看到自己一個人默默的蹲在地上，搬像鐵架的道具，其他的同事在旁邊嘻笑、玩耍。

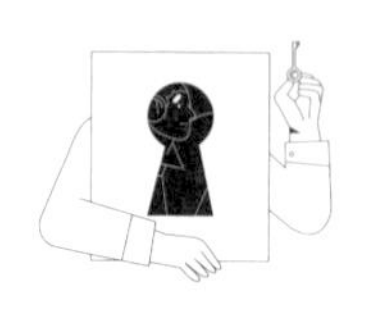

當下，一凡老師要我感受那時有沒有任何不悅或希望其他人幫忙的情緒。

用心去體會後，我感受當下的自己是認命慢慢地搬、慢慢地做，一直到事情做完；在搬的同時，我聽到大家玩樂好笑的聲音，也會時不時的看同事。

接著畫面一轉，來到了辦公室，我坐在位置上忙著算業績，整個桌子堆滿了文件、A4紙，其他的同事也是和上個畫面一樣，在玩耍、開玩笑，我的心情沒有不開心喔，因爲我認爲這是我份內該做的事，感覺那時自己是微笑著做事。

一凡老師請我再往前尋找類似的感覺。

這次看到的場景是嬰兒時期的自己，對面坐著另一個和自己同年紀的寶寶，應該只有幾個月大，我們都包著尿布吃著奶嘴，坐在以前未改裝前的舊家客廳；我們兩個寶寶面對面坐著，中間地上放滿了玩具，而我的手上有個可以搖出聲音的玩具，當我正在搖晃它的時後，對面的寶寶突如其來把我的玩具搶走。

一凡老師請我看著那個寶寶玩著我原本玩的玩具，去體會當時寶寶的我，內心有什麼感受。

我感受到小小嬰兒的自己，居然也會不甘心，然而想搶回來卻又不敢做，只能用眼睛去偷看媽媽有沒有注意我的玩具被搶走了，心裡很想哭啊！

而我不敢搶回玩具的原因，是因爲怕被聊天聊得很嗨的媽媽罵。

一凡老師指引再往前尋找類似心情的事件。

我看到的畫面是一片黑暗、暗紅色景像，感覺那裡是溫暖、安全的地方，喔！原來我在媽媽的肚子裡。

一凡老師指引感受那時外面的人，說了什麼、我聽到了什麼。

我忍不住哽咽、哭了出來，我越哭越大聲、越哭越不能自己，加上那天感冒鼻塞的自己，整個鼻水是不能自己的往下流的窘態，原來我聽到媽媽內心深處的聲音：「希望這次是男孩……」。

當下給我的感受是負面、不被期待、不受歡迎。

一凡老師請我再次去感受媽媽期待生男孩的心態。

我感覺～聽到媽媽和爸爸的對話內容，像是媽媽對著爸爸說：「希望這次的是男生」。

爸爸只有安靜的聽著沒有多說一句話。

原來……媽媽是爲了想替爸爸的家族完成傳宗接代的期待。

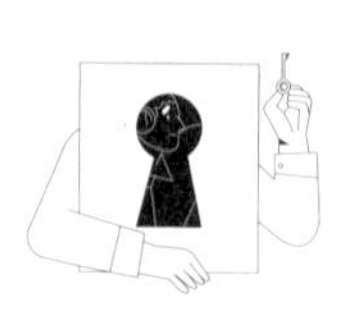

撇開這個期待不談，媽媽內心對我這個新生命，不論是男、是女、都是她的心肝寶貝，其實是滿懷關愛，期待我的到來！

接著，一凡老師請我再往這輩子的前一世，去感受發生了什麼事。

我看到在一大片草原上，有三個年紀約十幾歲的青少人，我是其中一個女生，另外還有一男一女站在我身邊，我很清楚的感受到——那個男孩是我這世的父親、女孩是我這世的母親，時代背景像是在荷蘭，我身旁女孩穿著像電視上傳統荷蘭人的服裝，雙手掩面哭泣，非常的傷心，像是在控說男孩，爲何要這樣對她、爲何要放棄她。

那男孩默默的任由女孩發洩不言一語，看起來不開心且傷心難過；而那時也是女孩的我，頭低低的不敢看那女孩，就像做錯事的小孩一般，身體有點躲在那男孩身後，而我和那男孩的手是牽在一起的，那女孩傷心透頂邊哭邊跑下山。

當時的自己……心是痛的，不想與那女孩分開，卻只能眼睜睜的看著她傷心地離開。

一凡老師請我再往前看看發生了什麼事，我們三個人怎麼了？

我看到了故事的前因後果。

原來我和那女孩是很好的朋友，我和那男孩也是認識的朋友，後來我介紹了那女孩給那男孩認識，他們就像一見鍾情般的合拍；日子一天天過去，他倆的感情逐漸升溫，常常一塊聊天、一起玩耍；當下的我是忌妒、不開心、想拆散他們的，我覺自己是被遺忘、被拋棄了、他們彼此相愛不要我了。

於是，我和家人大吵要嫁給那男孩，家人不敵我的無理，便要求男方家長答應這門婚事，就這樣……我成功達到目的，嫁給那男孩。

然而，我是不開心的，因爲我的朋友女孩離開了村莊；婚後的日子我得過且過，到了中年得了心臟和氣管疾病，我先生細心的照顧我，沒說過半句怨恨的話，但我還是可以明顯感受到隱藏在他內心的怒與恨，恨我狠心拆散他們、怨我這樣對待他倆。

一凡老師請我到死前十分鐘看看發生了什麼事？

我看到那女孩來看我，她變的更漂亮了，但因爲她心裡掛念我先生，因此年近四十也沒有結婚；我躺在床上，雙手緊握著她的手，哭著請她原諒我做了不該做的事，我不斷的向她懺悔請求她的原諒，並告訴她：「其實是不想

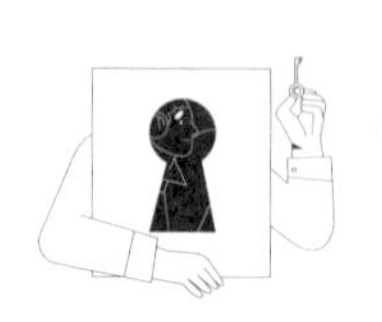

她離開，我才做這樣壞的事。」

那女孩一邊哭著聽我訴說，一邊不停的說：「我原諒妳、我會原諒妳的」，但在往生前一刻，我還是不能原諒自己，希望能爲她做些什麼，來補償自己所做的過錯。

一凡老師請我將自己的靈魂往上昇，越高越好，就算是昇到外太空也好，到了一定的高度後，去感受自己靈魂的感受。

這時，我接收到的訊息，是孤單、不知所措、很迷惑、不知該做什麼才是對的、自己能做些什麼，這感受就像自己這一世在工作時的感受是一樣的，不知道自已該做些什麼、好像做什麼都不對，也不知該把自己定位在哪，常常會有迷惑、不知所措的感覺出現。

接著畫面就連結到我在媽媽的肚子裡，老師請我感受——從我是無助的靈魂到媽媽的肚子裡的這段期間，發生了什麼事？

這次的感受就更妙了！我的靈魂像是聽到那女孩的靈魂說話般，順著她的聲音跟著過去，接著我就到肚子裡了，而她的靈魂說：「我要報仇、我沒辦法原諒妳、我要妳來當我的女兒」。

一凡老師請我看看，當我還是靈魂漂盪時後，身邊是不是有什麼東西跟著，不論是其他的靈魂、還是包裹或禮物的東西。

我仔細的看了下腳邊，有一包像禮物的大紙盒，被一條繩子綁在腳邊。

一凡老師請我打開它，因為這可能是我生生世世生命給我的啟示。

打開後，看到了一團白煙冒了出來，只剩下空盒子。

一凡老師請我融入那團白煙。

融入後，我感受到——「愛」、「付出」、「溫暖」，原來這是生命要給我的啟示。教導我要對他人先付出，就像一凡老師說的，當我付出的同時、我也是同時得到的，我給別人「愛」的時後，別人相對的也會給我「愛」；當我給別人是負面東西時，我得到的也是負面；雖然是老生常談，但沒有自己親自體會那麼深刻；以往自己是非常害怕付出的人，也認爲別人不會對我好，除非我感受到別人的善意，才會願意對其友善。

我認爲：對我不好的人，也不會對別人好，我的法則是：別人怎樣對我，我就怎麼對回去；剛出社會的我曾吃過幾次虧，被人冷落幾次後，就不願再對別人先付出，然而這樣對其他人公平嗎？

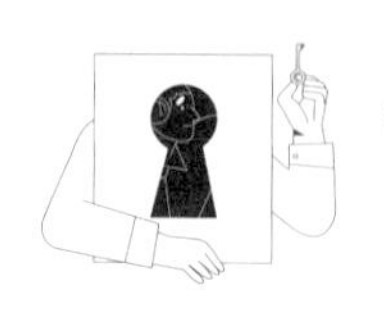

我明白我爲什麼不開心了？

是因爲我要求不相干的人對我的傷口負責。

工作發生的種種不順，是希望我學習以「愛」爲出發點，換立場感受他人，勇敢付出。

以前工作時，老覺得工作和生活要切割清楚，工作時工作、私人時間絕不允許工作上人事物來打擾，這樣讓工作時無法輕鬆；只要同事問我私事或是工作以外事情，我立即全身防衛細胞升起進入戰鬥狀態，很怕也不願同事介入我的生活，因此在工作上的人際關係沒法融洽，職務也更難上一層樓，原來都是自己不願先付出！

後來，一凡老師請我到十年後看看自己在做些什麼？

時間點來到了2018年，因爲我會怕看到未來，所以超意識看到的畫面也是模糊的。

我看到的是在一個像外國酒吧的派對活動，自己站在像階梯上比其他人高一個頭，像是要發言一樣高舉酒杯，派對會場人山人海，就像電視影集「慾望城市」裡的酒吧場景，也清楚的感覺到派對裡有同事及好朋友，卻沒有喜歡的人在派對裡。

在那時的自己，雖然沒有親密的人在身邊陪伴，卻是開心快樂的過日子。

有感覺到媽媽的不開心、不諒解我，因爲自己忙於工作較少與家裡互動。

一凡老師請我感受那時的工作性質是什麼，與什麼有關？

當接收到這個訊息時，我馬上出現「網頁設計師」這幾個字，接著又出現「電腦」兩個字。

正巧！我本身是念資訊管理的，然而目前工作經驗較偏向會計行政助理之類的，打算一、兩年轉換跑道到我有興趣的「網頁設計」上。

這樣子的未來預覽，讓我比較有底氣，打算好好打磨有關這領域的作品來吸引關注。

一凡老師心靈小帖

人生中很多的障礙來自於自己糊弄自己的謊言故事。

我明明喜歡對方，為了面子反而做出讓對方厭惡自己的事。當想要被認同，被接納成為了軟肋時，真實的自我就可能會被自己親手給掩蓋了。

有時候，為了蓄積勇氣來重新出發，暫時離開

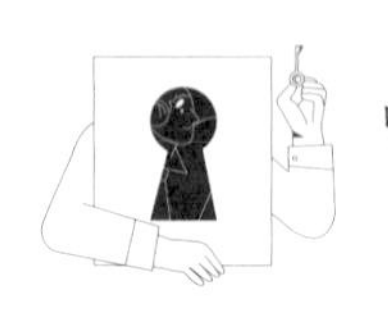

耗能的人際關係是保護自己的方式之一。

我常常對學生說：這個世界是因為你存在，世界才跟你有關係。你不存在了，這個世界就跟你沒關係了。

案例八：幼時精神受虐的不安全感，導致長期失眠纏身

我是一家公司高階經理人，為了改善失眠品質問題我用盡很多方法，按摩啦、吃安眠藥、運動、營養調養、居家環境改變等等的，只有你沒想到沒有我沒用過。

在各種理性、智性方法都用過，而失眠狀況還是沒有改善之下，我決定採用另類輔導療法，所以找上一凡老師爲我做「超意識催眠溝通」。

一凡老師導引我，讓「超意識」來到導致我嚴重失眠的最初時間點。

那天，我出差好幾天回到家，打算好好的休息放鬆，一回到家我傻眼了，因爲家裡一片「空」，空到連張紙屑都沒有，除了天花板上的燈，屋裡全部東西都不見了，我嚇呆了，以爲是家裡遭小偷闖空門，趕緊報警處理。

警察調閱社區的監控，發現不是小偷闖空門，原來是我妹妹，把屋裡的東西全部搬走了，我趕緊打電話問我妹怎麼回事？

我妹竟然跟我說，這本來就是她的，她要結婚了，所以把家裡的東西統統搬走，她有權拿回原本屬於她的一

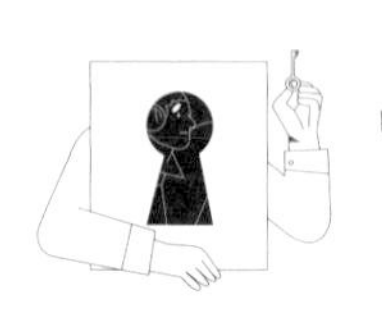

切！

我說憑什麼，我妹竟然說——我現在所擁有一切的，包括高學歷、好工作、領高薪、吃美食、用名牌、有自己房子、以及精美傢俱，這些本來是她可以擁有、享受的，本來就是她的，是我搶了她的人生，所以拿走我屋裡的東西是應該的，是我欠她的、我要還給她，一付理所當然、理直氣壯。

天啊，這不是八點檔狗血家人鬥爭劇情嗎，想不到竟然在我面前活生生上演，我氣到不行、打電話給我爸媽，請他們主持公道，我爸媽竟然說，大家都是家人，不要那麼計較。

當下我聽到，心裡覺得好失落、好不公平、好委曲，覺得怎麼可以這樣子，可是我不算了又能怎樣，我怕不放過，會跟我原生家庭的父母及家人關係破裂，因爲給予我強大經濟支持或愛護的養父母都已過世了。

一凡老師問我，為什麼妹妹認為我搶了原本屬於她的人生，認為是我欠她的、應該還給她呢？

我是個養女，小時候家庭環境不好、孩子又多，那時我媽剛生下一個妹妹，而家裡實在是快揭不開鍋了。

那時我媽的朋友因爲一直沒生小孩，很想要領養一個小孩，我媽想：她朋友的家庭環境比我家稍好，少一個女孩開銷可以減少，再者我媽跟她朋友關係很不錯，於是我媽答應，將剛出生的小妹過繼給她朋友。

然而，就當我媽朋友要來家裡領小妹時，我小妹卻生病發起高燒，可是都已經講好了要怎麼辦？

我媽回頭看到快兩歲的我，安靜可愛，身體健康，正屬好玩的年紀，我媽想我也是小小孩，這時抱過去，一方面可以跟養父母培養感情，一方面養父母也好帶，不像帶嬰兒這樣的辛苦疲累，於是就讓她朋友把我領回去。

雖然我養父母家庭稍好，但是我的養母有精神不穩定的問題，經常對我打罵，讓我從小就恐懼害怕與不安；我養母害怕我跟原生家庭好而離開她，因爲兩家是朋友都還會聯絡往來，每次兩家互動完後，我養母就會歇斯底里罵我罵得很難聽，有時還會打我，我就在我養母暴力之下戰戰兢兢、小心翼翼、奉承討好的長大，一直到我高中的時候養母過世。

相對於我的養母，我的養父就眞的很愛護我、疼惜我；在養母過世後，我離開家到北京唸書，後來考上不錯的大學，而我的生活費及學費都是我養父全力供給；大學畢業後找到一份工作，我十分努力積極經常加班到很晚，

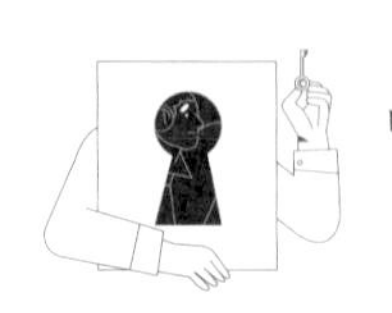

收入漸豐，我為自己買了間房子，並且精心的佈置我的小窩。

在我工作幾年後，我的養父也因病而過世了，這下我變成無依無靠的一個人，害怕孤寂的我，就讓我原生家庭的小妹來我家住，順便陪伴我。

老實說，我跟我原生家庭的爸媽及兄弟姐妹關係並不好，因為我是過繼給人家的，即使兩家常互動，他們對待我還是有隔閡的，不像是一家人那麼的親密。

我小妹來到我家後，所有一切吃住開銷都是我負責，可沒一陣子，我小妹就猖狂的對我說，要不是我代替她被領養，現在我所擁有的一切都是她的，這一切都是她的，是我偷走她的人生，是我欠她的，我必須要補償她。

雖然我小妹經常這樣叫囂，但我想大家都是家人，她過得沒有我好，難免心理不平衡，讓讓她算了，也沒有去糾正她，哪知就發生她不打招呼就把我家全部搬空，還覺得有理，而父母也要我忍讓的不公平。

一凡老師問我：「如果不忍讓導致你與原生家庭關係破裂而不再往來，會造成你的人生或生活什麼樣的影響嗎？」

我回答，沒有影響，我自己一人完全可以不依靠他們過好我的生活。

一凡老師又問我：「這樣一來，你就是一個人了，你可以接受自己一個人後面沒有家人可以靠，只能自己一個人面對所有問題的情況嗎？」

我回答，可以，我已經不是小孩子，我現在是大人了，我很早就自己一個人生活到現在，本來就是我一個人獨立處理及面對一切問題，過去是這樣，現在是這樣，未來不管怎樣最多就是這樣。

講完這些話，我覺得心裡一塊大石頭突地放下來，眼前原本一片白霧好像明亮了起來，心裡從小積累的害怕、恐懼、不安、及討好、沒有根像浮萍的感覺一層一層的淡去。

我明白家人是一種緣分，在顧及家人之前，必須先把自己顧好，「自己」才是那個「根」！

一凡老師心靈小帖

這個個案後來跟我說，長期以來很難睡著睜眼到天亮，或是睡到三、四點就醒過來無法再睡，就算吃很重安眠藥劑量也沒用的情形，改善很多，身

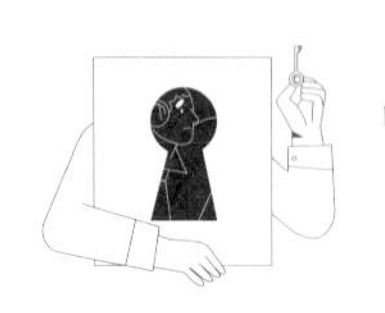

體修復機制開始發生功用。

現在的她只要離開上班地點，不在工作時間，身體疲累感就會升起，回到家立即放鬆馬上入睡，有時一睡可以七、八小時，中間沒有間斷，這是她想都想不到的福利。

全世界失眠人口比例每年攀升，以台灣來說，安眠藥的用量可以繞台灣好幾圈，當你用盡一切理性方法或吃藥、按摩等等都無效時，有很大比例是來自精神層面，「面對」才能把影響睡眠的壓力移除，還你一夜好眠！

再來，家庭成員的精神（情緒）勒索是經常發生的事情，忍讓——不會讓這類情形變好或太平，只會越來越可怕嚴重，甚至毀掉你；當你對其無法說「NO」時，有膽怯、不忍或ANYWAY任何理由，背後都有它的情緒能量支撐，惟有釋放情緒能量，你才能清醒，清楚明白自己的有力立點，勇敢說「不」及遠離、保護好自己。

案例九：「飛機恐慌症」來自前世多項事件串連，必須一一解結

我是一個台商，在大陸跟我先生及一些朋友開了間公司，台灣還有公司在，我每三個月都必須搭機返台料理事物，每次搭飛機我就像如臨大敵，因為我有嚴重的飛機恐慌症，在飛機上我緊張難受到幾乎無法呼吸，不管是在大陸還是台灣也好，有時候情況嚴重到一下飛機就必須趕緊用救護車送醫院去。

本就有飛機恐慌症再加上頻繁的來回搭機，讓我苦不堪言……，在看心理醫生不奏效下，讓我下決心採用「超意識催眠溝通」，來找出「飛機恐慌症」的根源，並希望最大程度的解除。

一凡老師帶著我一段一段去看去感覺——在從拿到機票、託寄行李、去候機室等候、登機、進機艙、放行李、坐下、到達目的地、下飛機裡的全部過程，找到我的飛機恐慌症發作時機點。

我發現自己一進到候機室，尤其看到機坪上的飛機起降，我就開始緊張、呼吸變化；之後，登機、進入機艙，大家陸續入座、放好行李、坐下、繫安全帶、調整位

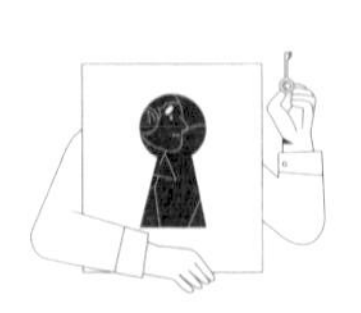

子——我都沒事，然而一聽到飛機引擎發出「嗡、嗡、嗡」聲響，我的緊張、恐慌就犯了，一直到飛機升空；在高空飛行階段我反而安好無事。恐慌症最嚴重的地方是：飛機降落碰地的振盪、腹部安全帶的拉緊、以及落地發出「嗡、嗡、嗡」的聲音，我就不行了，被人扶著抬著趕緊讓救護車送醫院。

一凡老師帶著我確認到底是哪個「元素」引發我的恐慌。

我發現，主要源頭是「飛機引擎發出的聲音」。

一凡老師讓我根據「飛機引擎發出的聲音」找出過去有沒有類似的經驗事件。

沒想到這一找，「超意識」帶我來到千山萬水的「前世」。

大約是第二次世界大戰末時期的法國，當時我是一名空軍軍官、是小隊長，我隊收到命令要轟炸德國；這是一個有如自殺的命令，因爲戰爭末期物質缺乏機油不夠，無法支撐小隊出完任務返回，任務代價不是墜機就是被俘虜，雖然命運忐忑、前途艱險，但身爲軍人我們必須服從命令執行任務。

這次任務不需全員出動只需六名隊員，於是我詢問小隊，我說明任務危險性，有可能會犧牲生命因爲機油不夠返回，後來有六名隊員自願出勤任務，卽使知道前面死路一條，他們也勇敢無悔。

第二天早上，我在機坪目送六架飛機，敬著軍禮，一架一架飛機發出震耳欲聾「嗡嗡嗡」聲音，我目送他們一架架戰機騰空飛去，熱淚盈眶、泣不成聲，心中充滿了愧疚，如果不是我還有責任要扛，我眞的很想出任務來減少一員傷亡，事後這些出任務的組員也沒再回來。

我心裡一直愧疚，然而使我更愧疚、傷痛的是——大戰在出任務後的一個月結束了，那個愧疚如鑽心附骨如影相隨，我很不甘願；雖然我身旁也有很多隊友陣亡，可是我對這六位隊友死去特別的難受，覺得他們死得很冤枉，如果大戰可以提前結束，又或者是任務可以延後，他們六個人是不是就可以不用死！

戰後我回到故鄉，回到應該有爸媽等待我的農莊。此時農莊被戰火蹂躪全部破壞殆盡，回到家沒半個人，殘破空洞的家，我想我的父母親大概已在炮火重擊下死了。原本就帶著對隊友深深的愧疚，好不容易回到家裡，本想以軍功向父親證明自己有用，給母親一分安慰，連這樣的願望也～落～空～無法實現！

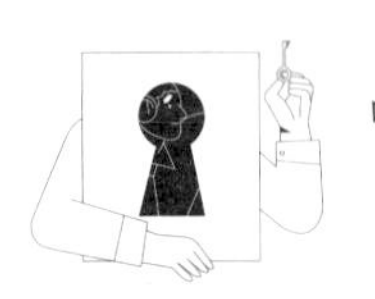

就這樣我空空呆呆在家過了一天，第二天天亮我走進穀倉，穀倉很破舊、什麼都沒有，我舉起槍朝太陽穴開了一槍～自～殺～結束這一生。

一凡老師問我，那一世死的時候，我在想什麼？

那時我的心裡想，如果有機會的話，我想補償那六位組員，爲他們生命做些什麼。

一凡老師很細膩帶我回顧自殺時的場景。

這時我很清楚聽到舉槍自殺時，槍管裡子彈在槍膛裡旋轉發射的聲音，啊！這個聲音跟我登機後聽到飛機熱機的聲音好像；還有，我看到子彈從我右邊太陽穴射入從左邊太陽穴出去，而我一直有偏頭痛的毛病，而我偏頭痛的位置就跟槍打的位置是一樣的。

一凡老師問我，我在死前發出想要彌補這六名組員，請問在這今生，這六名組員有來到你身邊成為你認識的人嗎？

好神奇喔，在「超意識」裡，眞的什麼都清楚知道。

我竟然對照到這六人，就是我夫家的先生、大伯及大伯的小孩，娘家那邊的我小弟及我弟弟的小孩。

原來我今世這麼操勞不堪、做牛做馬、壓力大到不行，自己半毛錢都捨不得花，而他們這六個人個個輕鬆悠閑什麼事也不用幹，一切的生活包括金錢全部讓我負責承擔，這樣的情形是我過去世死前的承諾——要賠償這六人、爲他們做些什麼。

一凡老師要我在「超意識」中，邀請這六位組員靈魂進入，請問他們是否認為「我錯了」、「我要為他們的死亡負責任」、以及「賠償他們」，並感覺他們的表達。

這六位隊員的靈魂用意念傳達告訴我，這是他們六個人選擇與決定要去出任務，跟我沒有任何關係，我不需要負責任及賠償。

一凡老師接著問「超意識」中這六位隊友靈魂，可是你們這位隊長覺得要賠償你們他才能心安理得，你們有什麼看法？

此時，我接收到六位隊員靈魂用意念傳達來的訊息，他們爲了讓我能夠放下，成爲我的家人，還要配合我呈現無能，讓我可以對他們進行補償，讓我那世的靈魂可以安息。

聽起來他們好像也很無奈，要陪我演，讓我心安。

明白這點後，我眞的是哈哈大笑，覺得這眞是「夠了」，不要再拖著他們了、也不要再繼續補償了！

後來，一凡老師帶著我跟六位組員靈魂進行和解及相

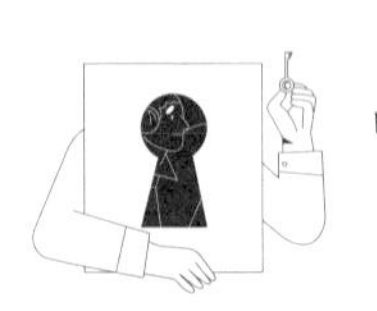

互感謝；之後，問我回到現實生活中，我有什麼動作？

我回答：回到現實生活中，我要調整我的步伐，改變我與六個家人的互動模式，讓他們各自負起責任，別再來依賴我。

一凡老師心靈小帖

這個個案回去後，真的把公司做個整理，詢問家人想要從事哪些工作，最後全部放手讓他家人去負責，大家各司其職；而她則是讓注意力回到自己，過她想要過的生活，開啟一個純屬她自己想做的事業，另外還迎來一段對她萬分呵護、幸福美滿的新婚姻；大家雖沒有在一起，卻還是能夠彼此支持。

以這個個案來說，不管是頭痛也好、或是飛機恐慌症也好，都是內在提醒個案：她的負擔了不該她負擔的、負荷超過太多了，當個案解開前世這些串連事件、尤其是死亡前的承諾後，現在的她搭飛機就不再有飛機恐慌症的事情，即使飛到更遠的國度，完全沒有害怕的心情，我要說的話是：身體的不適，都是內在意識的提醒，直到我們去面對不適背後深層的事件與真正明白它的提醒，落實生活中的轉變後，身體的不適才會功成身退。

還有，在台灣家庭很多女兒，不管有無出嫁的，自己莫名就會扛起娘家或夫家的一堆責任，即使旁邊的人怎麼勸解放手也沒用，然而很多真相是妳放手了，大家都好了；像這個個案的家人為了配合她，必須演出自己很無能讓她照顧的狀態，然而她一旦放手，全部家人都成長起來、變有能力了，就是很好的佐證。

請相信這句話：沒有人，會因為沒有你而不行！

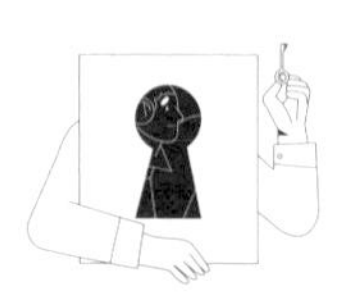

案例十：未做好能量隔離，以致前世記憶干擾現世夫妻感情生活

在一次靜坐冥思中，我看到前世很多片段，這些片段讓我了解到我跟現世先生的關係，在現實生活中面對他，我有極大的恨意及憤怒，看他哪裡都不好，無法忍受他在我身邊，更不願意看他一眼，非常非常想要跟他離婚……。

現世，我的先生是個木訥古板的人，雖不是風花雪月、幽默風趣、呵護有加，但對我不錯，讓我衣食溫飽沒有煩惱，跟我結婚以來，更是老老實實沒有犯過任何過錯；這樣平凡無華的生活，直到我在冥想中看到前世記憶後被打破了。

在前世記憶畫面中，我被日軍抓去成爲慰安婦，現世先生在那世是日本軍官，他對我非常不好、強迫我接客，除了他性慾發洩外，還經常打罵我、虐待我，使我身心受到很大的創傷；後來我因爲接客而生病、最後因病離世。

結束冥想清醒後，我沒有辦法片刻容忍我先生，看到都是他種種的缺點，這令我好痛苦好痛苦，精神難以負荷，因此找上「超意識催眠溝通」來幫助我釋放情緒、消

弭痛苦。

因為我經常冥想，一凡老師一導引，我很快就進入冥想的前世畫面。

進入到日本慰安婦的前世，剛開始內容跟我自己冥想中的差不多。

然而後面卻大大不同，那位對我不好的軍官，時不時帶一些營養食物給我吃；在我生病時，這位軍官幫我擋掉買春的日兵，在我生病很重到死掉前，幾乎都是這位軍官在照顧我的生活起居，還有拿藥給我吃用，我的心態從很恨這位軍官到很感謝這位軍官，買春的人這麼多，卻只有這位軍官一直照顧我到死。

一凡老師問我，在死時我有什麼想法。

我說：如果有來世、有機會的話，我想跟這位軍官共結連理，來報答他對我的照顧之恩。

看到這裡，我十分意外、想不到且錯愕，在冥想中看到的畫面是對軍官無比的痛恨，然而進入「超意識」裡，卻看到自己主動發出報答軍官之情的意念。

一凡老師問我，那現在我有什麼想法。

我說：現在我先生還是一直在照顧我，沒有因爲我無理取鬧而離開我，這世我不再只是報他的恩而已，而是明

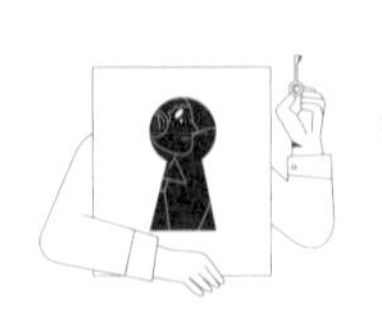

白再相聚是一份很難得的緣分，我想要好好的把握，重新發現我先生的優點，好好經營婚姻，跟我先生過著幸福的生活。

一凡老師心靈小帖

很多人很好奇、想要了解前世今生，也有人擔心看了前世今生會不會讓自己痛苦或怎樣，有種又愛又恨的情結。

前世今世其實沒有這麼玄，就跟昨天、今天、明天一樣，每天都有發生，重點是我們是否有覺察、在這當中有領悟，再遇到類似情境是否有更多選擇及對待。

自己冥想看前世、和透過客觀第三者引導看前世有什麼不同，最大的差異點是：體悟事件內容的完整性、觀察者的角度、還有回到現實生活的變化。

自己冥想看前世易流於片段且只有自己的角度，如果能量無法切割，會影響到現實生活；透過客觀第三者的帶領，可以較完整看到事件內容，能夠轉換融入各個角色體會感受，還有超越狹隘時空線，站在全相觀點觀照，得到中性且圓滿的智慧領悟；回到現實生活中，較易更新原來觀點，改變身心固有僵化模式，不會緊抓不放，待人處事更平和寬容。

有些人看前世不是用來調整、改變自己，而是把過錯推給前世，這樣的思惟我很不認同。

我統計自己臨床諮詢個案經驗，發現前世對這世的影響，最多只占了百分之三十，今生經歷事情形成的認知、想法、作為造成的影響，則占了百分之七十。

目前我們處在「這一世」時空，碰到問題以及做決定的，都是「現在的自己」，如果我們還用前世模式來解決，結果當然和那世沒有不同。

我要在這澄清說明：前世療法的目的，是要我們用不同於前世的對待方式來面對處理類似的發生，完成靈魂的學習與提升，讓自己功德圓滿，絕對不是你用來作為推諉責任的藉口。

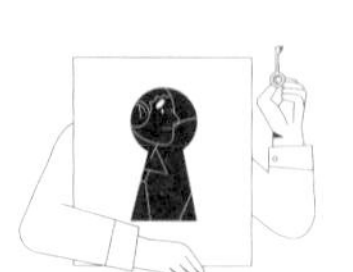

案例十一：本來以為有外靈，結果不是別人，而是自己分裂的靈魂

將近十年時間我一直受著外靈影響，晚上總是做惡夢連連，夢到很多古裝畫面，不是跟人爭吵不休就是被人追殺，搞得我睡不好覺，看醫生吃藥也沒有改善，長期下來的睡眠不足，身體虛弱、精神不濟，無法專心工作、產生很多失誤，瀕臨工作不保、被炒魷魚的緊急地步……。

我常常隱約看到有個穿古裝的男人在我身旁，爲此我沒有少跑許多宮廟拜拜驅靈，但是問題並沒有解決。所以我想用「超意識催眠溝通」了解實際狀況，到底是眞的有外靈存在、還是我精神出問題產生的幻視幻聽，又或者看影片之後的想像。

一凡老師，運用「超意識催眠溝通」，確認有外靈存在，引領我進入對話，了解我們之間的關係、什麼原因來到我身邊、以及為什麼找上我。

人世間有很多事，不是不存在，而是有沒有機會面對與了解；過去請人爲我處理外靈，都是別人說、我聽，這次是我第一次與外靈正式會談，而所有了解都是我親自面對不假他人，一凡老師僅是在旁協助導引。

這個外靈說，從我一出生他就來到我的身邊；在我成

長過程中，他都一直在我旁邊看著而已，直到他被我一股能量所吸引，特別是當我深感不平、無力、產生怨恨的時候，就跟他我產生了共鳴而現身。

一凡老師，帶領我去看：為什麼當我覺得不平有怨恨時，就會吸引外靈現身。

這次「超意識」帶我來到了中國的明代，我出生在一個平凡百姓人家。

跟這一世正好一樣，我排行老二、上有哥哥下有弟弟；前世的哥哥很有能力很優秀，是家裡希望所在，弟弟因爲是老么關係深受母親溺愛，像小霸王似的到處闖禍，自己則卡在中間，高不成低不就，能力不怎麼樣，無法爲家族光宗耀祖，也不能繼承家業，不受父母在意且被忽略漠視，受到的不平等對待及委曲著實不少。

後來，匪徒來洗劫村莊，大哥是家中的寄望所託，被父母牢牢保護送出村莊，小弟因爲受媽媽寵愛著帶在身邊也離開，只有不被爸媽在乎疼愛的我，被推出來代表家裡參加村莊自衛隊跟匪徒對抗，在對抗之際我被殺死了，在死的那一刻，我深深感覺委曲與不公平，爲什麼大哥及小弟被爸媽精心保護著，而我卻要被犧牲生命。

死亡後，我的靈魂不知何去何蹤，悠悠盪盪到處漂

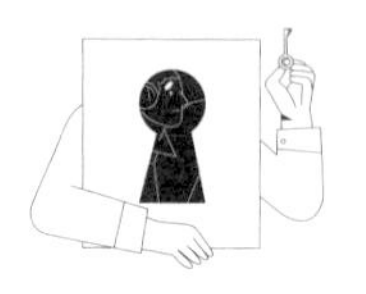

泊，後來不知怎地我被一股吸力拉來了這一生，我看到一個男孩，然後我部分靈魂入胎成爲今生的我，而被分裂的原本的靈魂則是保有那一世的自我意識在旁待著；每當這一世的我覺得很不公平、有委曲、產生怨恨時，那個波動就會讓分裂靈魂自己產生共鳴而被吸引現身。

哇！好震憾，搞了半天，那個外靈竟是我自己前世的部分靈魂，而且祂也不知道這個入世成爲今生男孩的「我」，跟他是一體的，他以爲我是另一個人，他只是被吸引來到我身邊，他也沒有任何想要影響及傷害我的意思，他之所以被吸引，不過是因爲我升起怨恨不平的情緒波動吸引了他，這要怎麼說哩，我靠！

一凡老師，帶領我們前世及今世的靈魂，去看在這轉世之間的相同點，以及我們有什麼想法、要如何做。

我們發現，前世的我用犧牲生命的方式來獲得父母的重視，而今世的我則用爲家裡不斷的付出來期望獲得父母的重視，可是結果呢？

因此，在今世的我決定不再跟前世一樣犧牲自己，我接受父母無法公平對待孩子的事實，就像五隻手指頭伸出來有長有短，它是無法改變的，而我也了解父母並非不重視我，只是相較於哥哥與弟弟，我受到的關注度沒有那麼多而已。

我領悟到：我不能老是浸泡在怨恨、覺得不公平的情緒裡，我要轉變我的想法，我不要把我全付精力放到我父母或家庭裡，而是放回自己身上。

當我這麼認爲及想時，那一部分的未入胎的靈魂跟我的牽絆鬆掉了，進入另一個維度層次去。

之後一凡老師協助我做設定，隨時可以進入深層睡眠，修復我的精氣神及身體。

一凡老師心靈小帖

做完「超意識催眠溝通」後的一星期，這個個案跟我回饋，讓他覺得有外靈干擾的現象全部消失，睡眠品質變得非常好，不用服用安眠藥就能安然入睡，之前他的服用量是相當大的。

我們常講驅魔、驅靈、驅鬼之類的，其實有時候可能是我們某一世的自己，只是兩造都不知道彼此的存在；我們很少人知道靈魂是可以分裂且各自獨立的，靈魂為了要加快提升進行的腳步，極大可能會選擇分裂出多個自己進入不同平行時空經歷。

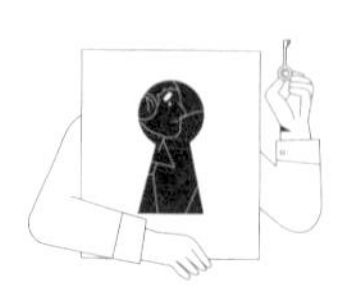

很多人都有父母對自己不好、不公平的怨恨，然而很少能體會到，站在父母立場上，他已經盡了他們可以的全部；再來，我們不要期待別人如己所願的對待自己，以及照我們的意思去做我們想要的事情；異地而處換立場，我們被別人這樣要求時，你會舒服、快樂、甘願嗎？

我們期待別人對自己好、照自己想法去做，更是天方夜譚，這不是在為難別人，而是為難自己。因為當我們在要求別人如何如何做時，其實是沒有看到自己，我們把自己沒有的、想要的投射在外面世界，希望別人為我們達成。

再來，當你夠愛自己時，你是不會冀望別人愛自己、對自己加倍的好。

如果你不懂得互助、不對他人付出，請問你如何要求別人對你好呢？

當你真心付出了，別人卻無法同等對你付出時，也請你了解及接受這樣的事實，因為有可能這已是對方最大能付出的了，只是不如你期待罷了！

所以，放下期待吧，回歸到自己的本心，你的世界處處百花開，你擁有的無法比擬！

案例十二：本以為是三太子上身，結果是自己第二人格

在沒有學佛之前，我是修道的，在宮廟擔任三太子乩身，為人們世解辦事，一旦三太子上身我立即童聲奶語要吃棒棒糖，本來只限宮廟辦事時才有這陣頭，但不知怎地在我正常生活時三太子上身的情況愈來愈頻繁，我覺得這樣不大好，影響我的生活，之後因緣轉變我棄道入佛。

因爲因緣俱足，我報名參加一凡老師的超意識催眠溝通課程，在學員相互演練時，三太子又來上我身了；三太子上身後，祂跟一凡老師說：祂知道關於一凡老師未來的事情，還許下未來可以給一凡老師好處承諾。

一凡老師很篤定告訴三太子說：他不想知道這些，也不需要三太子給他好處，很堅決要求要三太子跟個案本身對話。

經過一凡老師再三確認，了知這位三太子並不是眞正的三太子，而是我的第二人格，因此進一步協助我與第二人格對話。

一凡老師協助我，來到三太子最初出現的時間點；然而這個過程非常波折，經過一凡老師鍥而不捨的導引，終

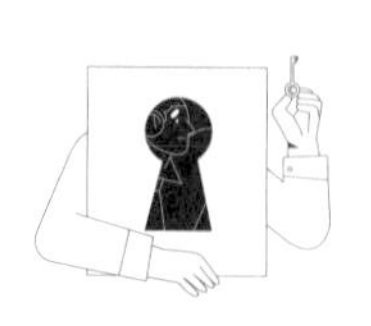

於找到切入點。

畫面來到我剛出生的時候，一出生、爸媽就把我交給褓姆來帶，我爸媽並不是不要我，而是他們得很辛苦外出搬磚做苦力來養活家裡很多小孩，所以只能一到兩個月、或三到四個月才來看我一次。

就這樣，我在褓姆家長大到四、五歲，我雖有親生父母，但在我心裡褓姆媽媽才是我眞的媽媽，褓姆家的哥哥姐姐妹妹才是我的兄弟姐妹，褓姆媽媽把我當自己親生小孩來養，即使我爸媽忘了給錢，褓姆媽媽沒有計較一樣帶。

到了快要上小學的時候，爸媽要來帶我回去，我十分的抗拒，每次我爸媽要來接我的時候，我都很生氣很憤努，又哭又鬧、又吼又叫，一次又一次東躲西逃讓大人找不到，記得最後一次我爸下定決心一定要我帶回去，強力把躲在床底牆角的我拉出來，我歇斯底里的哭啊叫啊罵啊。

就在被拉出來這個當下，我的意識分裂出另一個人出來，這個人冷靜的看著說：「這不是我，是另一個人在哭在鬧，他沒能力應對，我可以幫他應對處理。」

於是，我的第二人格誕生了，我的第一人格就像睡著似的、什麼都不管，但是又有意識全程觀看，全由第二人格來面對；分裂出來的第二人格跟第一人格有很大的差異，我第二人格非常地活潑開朗，講話很大聲且強勢。

從我父母角度來看，我沒有像在褓姆家時那般的撕心裂肺的哭鬧，以爲我接受事實、想通了、願意回家了；回到親生父母家的我，第一與第二人格穿梭出現，我爸媽常覺得我個性怪怪的、變來變去，一下子彆扭很悶、一下子又外向開朗。

六、七歲的我被父母帶去宮廟，那時我講話像是四、五歲一樣可愛有趣，宮廟的人說這是三太子的神格特質，後來我長大到十歲，我的講話模式還是跟四、五歲一樣，這時宮廟裡的人就說我是三太子、說我有天命、要修行之類的話，並且常讓我去協助問事，使我受人關注，我也覺得這樣感覺不錯，於是更積極待在宮廟裡服務，一直到我二十幾歲。

長大了與他人互動時候多了很多，當我跟朋友相處覺得有壓力，自己偏弱勢的時候，我的第二人格三太子就會自發性出來，游刃有餘把問題處理好；然而，一旦第二人格退去，換第一人格出來面對處理後續時，代誌就大條了，我完全不知該怎麼面對、怎麼處理，也不知如何跟人

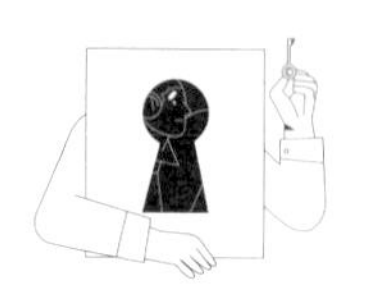

互動？

長期以往我覺得這樣不對勁，不願意人格分裂，於是我開始接觸佛教、學佛修佛，自己還開了一個道場，長期研習經典及靜坐；在道場的我也常爲人問事、處理事情，此時除了三太子外，還有其他的神明附在我身上辦事。

我後來省思，降乩並不是我眞實想要的，我想把被神明上身的能力或連通道給關掉。

一凡老師收到我強力需求後，帶領我的第一人格與第二人格面對，令第二人格能信任第一人格的我，有能力去面對及處理事情。

我按照指引，讓第二人格融入我的第一人格，完成人格上的整合，我感覺自己變得更有力量。

一凡老師心靈小帖

第二人格的出現，往往是因應第一人格不夠力而幻化產生，目的是不需自己直接面對，直接把問題交給第二人格去面對。

其實，不管你分裂幾個人格，那都是自己的力量；會產生人格分裂大多來自幼時心智尚未完成，沒有力量去抗衡外在壓力或暴力，於是創化出虛有的人來面對，這人並沒有實體，只是人腦以為「有」這樣一個人。

當人長大後俱足力量，就可以把想像的人格融入自身，因為那本來就是自己的力量，不需要再依賴第二人格來替我面對、解決問題。

在中華文化特別是台灣的宮廟文化中，成為神代言人的乩身情形相當多，因此第二人格很容易在宮廟文化薰陶下，以神佛降乩方式呈現。

據我所認知到的——真正佛菩薩神尊等，祂們能量十分龐大到難以想像，一般凡夫肉體根本無法承受、直接爆體；再來我們一般人覺得無法忍受的深仇大恨，在佛菩薩神尊來看，並沒有那麼嚴重、不得了的大事。

然而，這並不是說我否認神佛降乩現象的存在，我是承認「有」的，但同樣神佛降駕，神格意識也有層級之分，你知道且能明確了知降乩你身上的神佛明尊意識來自哪嗎？

這些降乩神佛明尊意識，有些來自道場信眾的集體意識，有些是修行很好、但無肉體卻很想幫助

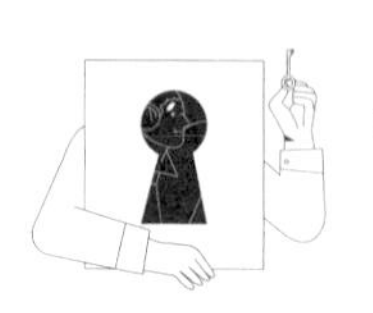

人的精神意識，他們必須藉由觀音菩薩、三太子等名目讓您信服安住，得到你的信任後，才能幫你解決問題。

再來，因為這些神佛明尊意識多從「人」來，因此會擁有「人」的善惡好壞、恩怨情仇的判別。

所以，真真假假、假假真真，一切還是要回歸本心，才究竟圓滿。

案例十三：因為意外與男朋友陰陽相隔，靈魂圓滿告別不再遺憾

本以為跟我的男朋友可以擁有美好幸福的未來，並且都已經在規劃中了，但天有不測風雲，一場意外我的男朋友離世了，我心中十分懊惱，為什麼我沒有好好珍惜、把握跟我他在一起的時候，時不時鬧脾氣、耍個性、吵架打架，這份遺憾讓我錐心刺骨、陷入很長時間的憂鬱與自閑，我的親人害怕我做傻事，家裡全天都有人在、不敢鬆懈……。

爲了不讓家人擔心，在親友的陪伴下，我慢慢走出房間，回到工作崗位去，然而我的心還是全部掛在死去的男朋友身上，一個人時我常喃喃自語，好像在跟空氣的人對話；我的朋友看我這樣不行，積極要我來做「超意識催眠溝通」，希望梳理梳理我的狀況。

一凡老師了解我男朋友突然離世，我連他最後一面都沒見著，很多話來不及講，無法說再見，心中充滿悔恨遺憾，於是協助我透過「超意識」跟我男朋友進行靈魂對話。

咦！我男朋友靈魂一直在我身邊陪伴我耶，他知道我

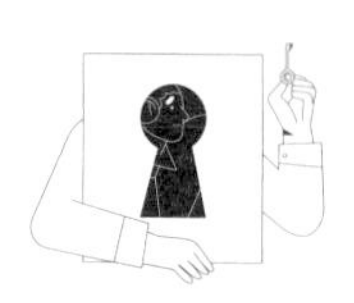

很沒安全感、一直傷心，但是他沒法碰觸我給我安慰，他十分難受也不捨，無法放心前往下一個生命旅程。

當我知道我男朋友擔心我，以靈魂方式陪伴在我身邊時，我很開心，覺得這樣子也不錯；我男朋友說，他實在放心不下我，就暫時以靈魂方式陪伴在我身邊吧，直到我可以走出悲傷，他再前往下一個生命旅程。

一凡老師尊重不涉入他人情感原則，但覺得有必要幫助我們站在更高角度來看待我倆情感，於是導引我去看我跟我男朋友除這世外的其他因緣。

原來我跟我男朋友已經很多世很多世都在一起，身分角色有男女朋友、兄弟姐妹、好朋友、夫妻，不論我們關係是什麼，我倆都會再聚且在一塊；換句話說——我跟我男朋友並沒有因爲死亡而眞正分離。

當我倆是夫妻時，先離世的那位會在身旁陪伴，等到另一半大限到了再一起離開；這裡面也有但書，那就是當我們有人是自殺死亡時，是看不到陪伴在旁的另一半靈魂的，爲什麼呢？

原來，自殺前沮喪等傷感情緒，形成了一道看不見的障礙阻隔，使我們無法感受陪伴在旁的另一半靈魂，除非自殺者的靈魂放下死前情結，阻隔才會散開、才會看到等待的另一半。

喔！我明白了！我跟我男朋友從來沒有分離過，死亡只是讓我們往前邁進另一段新生命旅程，是逗點、不是句號。

所以，現在的我要完成的就是——好好過完這一輩子，並且要過得更充實精彩，還把我男朋友的份一起活，待這世結束後，我們還會再聚！

一凡老師繼續帶領我跟我已過世的男朋友靈魂對話。

我跟我男朋友說——他可以先走、先離開，我知道他會等我，我會帶著一個開心圓滿的自己跟他相聚。

我男朋友看我放下了就跟我約定——當我今生圓滿時，他一定會來接我、陪我一塊離開。

之後我看到我男朋友進入「光」中，沒有罣礙的離開。

跟我男朋友靈魂做完告別後，我跟一凡老師說，今生我一定會過得很精彩及圓滿，連同我男朋友想要做的事都一起幫他完成，當然也包括我自己的夢想，我都要努力去達成，不再是嘴巴說說而已。

至於，未來如何？是不是會再遇到另一段感情？我覺得那都不重要，對我來說。

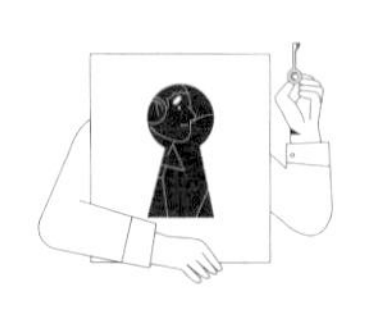

一凡老師心靈小帖

我們常講「靈魂」，它是能量而且是不滅的，每一世有每一世劇本要演，只是角色不同，但演出的演員統統都在，每一世緣分都是逗點不是句號。

雖然我們不會因為死亡而真正分離，但不諱言「人」是情感的動物，我們的情緒、情感確實會影響到我們身體；身體是富有細胞記憶的，特別是跟我們情感濃烈的人，因為他與我們有共同記憶，這些情感能量太濃厚了，以致人容易抓著不放，也錯過了更大、更好的天地。

從黏著的情感中剝離，是需要時間來轉念的，很慶幸個案透過「超意識」覺醒，帶著「圓滿自己與逝者靈魂相聚」強大信念，跨出人生新步。

一般人之所以難以放下，多半是缺乏更高的視野助其綜觀，因此遲緩、削弱了放下的動力；轉念的過程是需要「時間」的，時間長短則沒有一定。

時間是流動的，但對糾結抓住不放的人來說，他的時間是停住、凝結、不動的。

所以，對自己溫柔點吧，心靈的創傷是可以被療癒的，請多給點時間來過渡；也請不要鎖住

「心」，讓自己目光可以看看外面，這世界充滿很多療癒事物，等待著為你服務、幫助你淡忘悲傷。

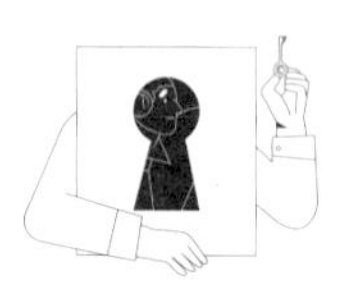

案例十四：無意識使人對待情感委曲求全，還遺傳給下一代

一直以來我先生頻頻出軌，不論我熱吵、冷戰、苦苦哀求、委曲求全等任何方式都沒用，心灰意冷之下，我選擇離婚，然而十年了，我還是在我前夫屋簷下不得不低頭，無法掙脫他的掌控……。

或許大家會說離了婚，爲什麼還跟前夫糾葛不清，主要是因爲生計及孩子。

我跟先生一同創業，爲了能離婚我同意淨身出戶，捨棄一起創業公司的股份及夫妻共同財產，沒什麼錢的我爲了生計，只好在前夫公司繼續工作領份薪水；再來，離婚協議約定我們共同扶養小孩，因此離婚後我還是住在離婚前的房子，經濟、孩子都拿捏在我前夫之手下，我很難斷得一乾二淨。

可是我不願日子這樣過下去，那跟離婚前沒什麼兩樣，因此迫切希望透過「超意識催眠溝通」，來釐清我跟前夫理不斷還亂的關係。

一凡老師導引我面對我前夫出軌的事件，釋放我積累的情緒。

其實我前夫已經不只在婚姻中出軌了，早在我們還是男女朋友時，他就一次次劈腿，我們一次次的吵又一次次的分分合合，我前夫每次都用那些女人不重要啦、你才是最重要的話來安撫我，我當然受不了想要分手啊，可是都被「我無法離開這個男人」想法擋下來。

一凡老師導引再繼續往前看往前找，找到「無法離開這個男人」想法的起源。

畫面來到我小時候的原生家庭，媽媽獨自一個人撐起整個家，爸爸一次又一次外遇，甚至外面女人還找來家裡吵鬧、要求我爸爸負責，我看我媽媽一個人面對那些女人，我心裡嫌我媽媽太軟弱，應該更強勢一些，甚至希望我媽離婚。

我媽說為了孩子她絕對不能離婚，她甚至還認同老一輩人的想法——她過她的生活，我爸玩我爸的，只需把家裡顧好，等我爸年紀大了玩夠了自然會回來。

我幼時看不起我媽，覺得她很怯懦，直到我自己面臨前夫不斷出軌背叛，我才體會到我媽的心情。

一凡老師導引我，重新面對我跟前夫的感情生活。

我的前夫是我的初戀，也是我第一次發生親密關係的男人，基於心中傳統道德觀念，面對我前夫一次次劈腿、

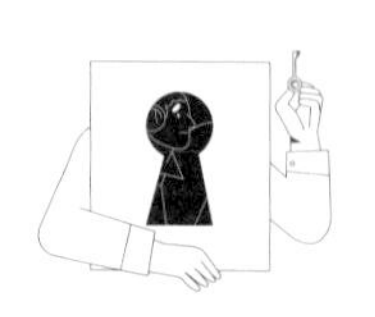

我一次次原諒。

交往過程中，我全心全力付出做到最好，無論是對我前夫或他的家人，可是他還是一如既往的劈腿，我們男女朋友關係維持很長一段時間，直到我懷孕才結婚。

懷孕結婚的同時，我倆還一起創業，一起工作打拼，我的業務能力很好，很多case是我接的、大部分營收也是我創造的，我前夫則是以交際爲名，經常在外花天酒地，他說他只是玩玩、在他心裡「家」才是最重要的。

我也這麼安慰自己，況且公司命脈還掌握在我手裡，他不敢拋開這個家、拋開我不要，結果是我太單純了。

等公司經營上軌道，業績蒸蒸日上後，我先生口袋有錢了，簡直換個人，不單花天酒地，還有幾個固定交往對象，回到家只會對我大呼小叫，可怕的是他錢花得愈來愈凶，影響到公司運營，我怎麼勸也沒用。

我前夫剛開始還有歉疚感，在外花天酒地會隱瞞，可是公司發達後他不瞞了，變得越來越強勢、頤指氣使，不管在家或公司會當他人或員工面前斥責我，讓我難堪、讓我沒尊嚴，我人變得愈來愈沒自信。

爲了日子好過，我想那就順著他吧，他要我做什麼我就做，然而我前夫更是變本加厲，日子難受到我精神出狀況看醫生。

我知道再這樣下去不行，如果要活下去，我必須要離開他、離開這段婚姻。

離婚過程我也十分辛苦，幾乎是淨身出戶，我答應放棄一起創業公司的全部股份，以任何財產也不要的方式換取孩子監護權，然而我前夫並不答應，好不容易鬆口了，卻留下他隨時可以拿走我監護權的約定。

什麼都沒有的我，此時只能淪爲我前夫公司一名打工仔。

因爲不想讓女兒知道我跟他爸離婚了，下班後我還是回到家裡照顧我女兒，好像我們還是一家人。

看完我的婚姻生活，一凡老師導引我融入我前夫，去感受為什麼他要這樣對我，他怎麼了？

融入我先生後，我感受到我前夫內在有很深很深的自卑，他覺得自己不如我。

婚前的家境我家比他好，合作創業後大部分的錢是我賺的，他周圍朋友嘻笑嘲諷他，錢都是老婆賺的、他命好啥事都不用做，讓他很自卑。因此他一直想要證明自己——他才是公司及家眞正的主導者、掌權者，他要控制一切，即使離婚了，我還是必須受他掌控。

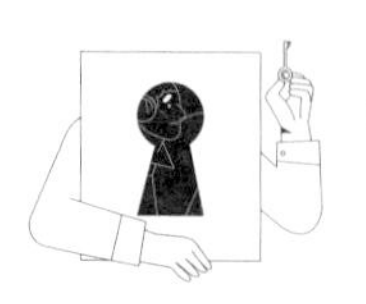

過去我一直不了解爲什麼前夫要這樣子的傷害我，到現在我才找到原因——是他的自卑感，不是我的問題。

我看到自己在職場上那種餘刃有餘、自信、光芒四射、能力很強的狀態，刺傷了能力不足的前夫，使他更形自卑，他更要擺出強勢一面，特別是在「外人」面前，更要羞辱我、打壓我。

還有，當我跟我前夫順服、委曲求全時，跟我媽媽那時行爲很相像，我在無意識中複製了我媽媽面對情感的態度及對待方式。

更讓我驚嚇的是——我的行爲影響到我十多歲的女兒，她在面對衝突時也會以委曲自己、壓抑自己，別人說好就好、自己無所謂方式來面對，我女兒在無意識中複製了我的行爲。

我跟一凡老師說，我不要讓我女兒跟我一樣痛苦，我要打破這個魔咒。

一凡老師帶領我，重新面對我前夫。

此刻我面對前夫，雖然他是大人的軀殼，但實際上卻是一個小朋友，一直吵著他就是要這樣，我們不可以不聽他的話等等的。

不管他怎麼吵怎麼鬧，我都很態度堅定的回答：「從今而後，我不再受你任何威脅，你威脅不到我。」

之後，一凡老師問我，回到現實生活中我要怎麼做。

我回答：回到現實生活中，我要運用兩至三年時間來創業，加緊我的腳步做我想做的事，畢竟之前我有很好的業務力。

因爲我女兒漸漸長大了，再過幾年她就十八歲了，我一定要經濟獨立，在離開我前夫時才有資格帶走她。

一凡老師心靈小帖

父母行為會影響下一代，是因為孩子眼睛一張開，所接觸到的第一個人際關係就是「父母」，父母之間的互動、以及父母跟外界所有互動，小孩從小就在看，透過父母言教身教——學習、複製、沁入潛意識，其影響深度可達六、七代。

沁入潛意識裡的黑暗記憶，平時不會放出來，只有在面對最親近人時才會釋出，因此往往傷人最深。

還有，這世界上真正能威脅到你的，其實是你的「認同」，你不同意，沒有人有辦法能威脅你。

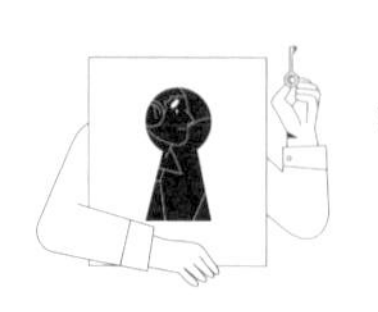

以這個個案而言，她看到自己複製母親的行為，現在又傳給了她女兒，在為母則強精神下，她破釜沈舟打破無意識模式，為女兒豎立新榜樣。

以家族慣性的傳承來說，孩子對應衝突的模式大多會跟你一樣，因此為人父母必須不斷學習及改變，家族業力才有機會破防到你停止！

案例十五：屢在工作上遭受打擊與不順，全因自己認知錯誤

在學校的我成績十分優異，受到同學師長的認可，我以為出社會後應該會有不錯的工作發展，然而事與願違，在職場上我屢遭挫折打擊，我只是想好好的工作，不明白為什麼那麼難……。

從離開學校後，我換了四、五份工作，每份工作都碰到老板的不認可、壓迫，工作時間都很長且壓力超大；同事們刻意排擠我，而我也很難融入團體裡；工作薪水低就算了，還學不到什麼東西；多年好不容易從薪水裡攢下來的錢，卻因爲投資血本無歸；父母看我一直換工作（每個工作頂多工作一、兩年）都煩惱憂心，對我不免失望、難再信任（我是家中獨子）；我目前有機會轉換跑道，可是又極擔心碰到跟前面工作一樣的情形而舉足不前，因此想透過「超意識催眠溝通」來化解工作上的不順。

一凡老師帶領我回到現在工作職場重新面對，看到自己、以及職場上的其他人。

畫面來到我現在的工作場域，我看到自己遭受老板及同事種種不公對待，情緒充滿很多不平及委曲，我一次次

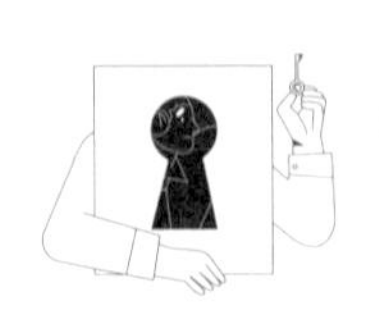

面對那些情景，一次次釋放掉壓抑情緒能量後，心情平復及穩定下來。

待情緒平復之後，我的想法竟產生變化。

一直以來我都抱怨老板，覺得他很摳、很小氣、壓榨員工、賺錢不分紅加薪給我們，可是這時我卻看到這位老板優點，他十分努力以及用心的帶領我們，賺的錢不是不分給我們，而是他有規劃，只是沒講而已。

接著，我融入老板同事，感受他們對我的看法。

我很驚訝，我竟然可以聽見他們的心聲耶！

老板對於我的看法是——我很被動，很少主動承擔事情，並且認真度不夠，也不會積極進修、充實自己專業，得過且過在混日子。

我同事則說——我以爲自己是高材生很了不起，殊不知學校教的跟實務有很大出入，我工作經驗不足還想要做主，叫人家聽我的；不懂不會，也從來不會低下頭、彎下腰向他人虛心請教；平常一付高高在上，不跟人互動，跟人隔隔不入，他們幹嘛要幫我、教我或提醒我，他們沒有那個責任、義務啊！

之後一凡老師，再帶領我回來更早之前的四個工作職場，重新面對，看到自己、以及職場上的其他人。

沒想到，大家看法跟我現在老板、同事評價相差無幾。

本來義憤填膺的我，一直以爲都是別人的錯，是別人欺侮我、爲難我、對我不好，到此我不得不面對現實——原來一切都是我的問題，我心智不成熟，像小孩子一樣，老希望別人順從、哄著我。

可是看看我自己，到底做了什麼？

我負責任嗎？我夠認眞嗎？我有主動積極嗎？我有把專業搞好嗎？我有尊敬感謝老板給我歷練機會嗎？我有看到老板對我的栽培嗎？我有虛心受教嗎？我是站在什麼樣高度跟人互動呢？我有跟同事有好好相處嗎？

一路看下來，我好像什麼都沒有耶，看到這，眞的有如大型翻車現場，我被自己碾壓、KO！

之後一凡老師問我，回到現實生活我打算怎麼做，面對新職場跑道我有什麼看法。

我回答：回到現實生活中，我要改掉自以爲是臭毛病，不要高高在上，而是低下頭顱、彎下腰從基本面開始學習，認眞負責，主動積極，主動跟同事打招呼及互動，並且要跟資深有經驗的職場前輩虛心請教。

至於新公司那邊，它已經是行之有年有規模的企業

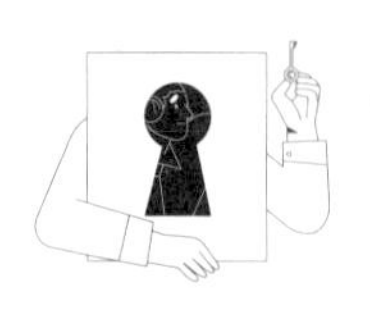

了，以我目前經驗實力進去那個職場，是不是能承受那個壓力，承受不了會不會又怪來怪去，在在都要再評估考量。

我覺得需要再多點時間積累專業與經驗，只要我有實力、專業度強，轉換職場跑道不是難題。

一凡老師心靈小帖

這個個案做完「超意識催眠溝通」兩年後，帶著禮物回來看我，謝謝兩年前我對他的幫助。

在聊天中，我得知這個個案沒有去新公司，而是在原工作崗位上又待了兩年，這兩年他就如自己說的從頭開始改變自己，他的工作態度及專業度贏得老板及同事的認同，也為未來轉換新職場積累厚實能量，而他也更有信心。

我看著他變得成熟穩重，是大人樣了，很替他高興。

職場工作上的不順，幾乎是每個人都會碰到，我們常說自己跟這家公司氣場不合或是跟某某同事犯沖，或是這個工作根本不適合我等等的。

其實，不管哪種理由都無所謂，重點是要回到自己身上，看看這段經歷對自己有何助益？可以從中學習到什麼？自己要做何種改變及調整？

把眼光放遠、心胸放寬，千萬不要做「白先生、白小姐」，因為「經歷」是要耗費人不少時光、精力與青春的；既然都要面對，一定不要浪費，人間浮沈百年即過，讓自己做個有故事、有煙火味的「感恩人」！

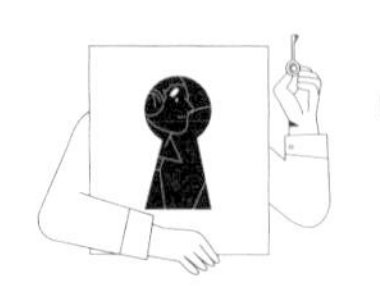

案例十六：外靈是不付錢的個案

老師，我家都有用靈氣符號作結界，但是有幾次我睡覺作夢時夢到不認識的人來找我幫忙。靈氣結界不是可以把這些擋住嗎？

在超意識催眠溝通中一凡老師先處理了我的主訴後，然後利用剩餘的時間來探索當時的夢境中出現的陌生人倒底是甚麼。

原來，我當時帶著「想要助人、救人」的意念幫了一位朋友，正好跟著這位朋友的靈魂們發現到我有救人助人的心念，立馬轉換跟從的對象，變成跟在我身邊。在夢裡面提出要我幫忙，有的靈魂在夢中幻化成我的朋友或是女兒的面孔要我幫忙。

一凡老師協助我問這些靈魂，是我的甚麼讓他們來找我。如果說是我有善心，是上千千萬萬的人都有善心，爲什麼就是跟著我呢？

靈魂的回答是：他很想幫助人，甚至不顧自己能力就是想幫人，所以我們就感受到他的發心意念，就跟在他的身邊了。

一凡老師問我，最近生活有甚麼變化？我回答說，我住在高樓的家中，有時會聽到「生活很苦悶，就跳下去吧」或是明明肚子吃很飽，但是停不住口的一直吃東西。

當一凡老師問清楚靈魂意識之後，釐清問題跟我沒關係。一凡老師就請他們離開，靈魂意識說：他不是要幫人嗎？爲什麼不能幫我報仇呢？

一凡老師的操作令我驚奇。我聽到一凡老師對靈魂意識說：你沒付錢做個案我都沒找你要了你還不依不饒了。嘿！還道德勒索咧，慣得你咧。個人因果個人了，關我個案啥事啊！一凡老師馬上請黑白無常來幫忙抓人。跟你好好說你不肯，那就掰啦。

處理完身上被牽拖的能量後，我馬上感覺到輕鬆有力量。

人眞的不能濫慈悲，要有智慧的慈悲。

一凡老師心靈小帖

這位來做超意識催眠溝通的個案，也是我靈氣以及催眠溝通課程的學生。

在催眠溝通事前會談中不經意地提到這個問題。

白井靈氣符號的結界功能確實可以完全阻擋不

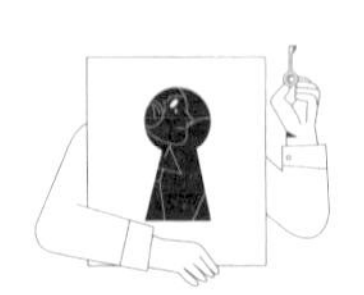

適合的能量或是靈魂體靠近，但前提是，這個結界設定時，你在想甚麼。

還有，處理靈魂問題時，如果心生恐懼，除非你真的被鬼嚇過，不然，你的恐懼是來自過往看電影小說聽故事而想像來的。

療癒師如果做個案過程中遇到靈魂體的問題時，請記住，靈魂體是一個不付錢的個案，你都做白工幫他了，你還怕他？

或許有人會覺得黑白無常這麼好請嗎？只要你沒做虧心事，沒做任何違反天地真理的事，你就不怕黑白無常來辦案了。如同你沒有犯罪也沒有虧心，就敢去警察局借廁所。

至於黑白無常是否真的存在，這要看靈魂體是否相信黑白無常是陰間警察。你如果對一個信奉基督教的靈魂體說黑白無常要來帶你走，這個靈魂體一定翻白眼的鄙視你。

最後，要提醒的是，人生在世，因果自了，別想著救人。伸手助一把就是善，但是，時刻想要救人離苦，除非你是立地菩薩，否則你的救助可能變成讓人依賴不上進的藉口。

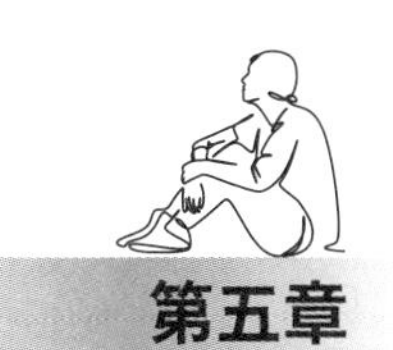

第五章　超意識自我療癒指南

1. 連結「超意識」，讓生命高光重現

第四章我們跟讀者嘮嗑了現階段跟超意識有關的各種身心理論，也分享了透過「超意識催眠溝通」得到生命心力量的案例，以及我的觀察分享。

我要說的是——這些案例絕不是特例，我知道很多讀者會說：他們可以連結超意識，不表示我可以啊！

當讀者朋友有這樣想法時，就爲自己設下限制與障礙，這樣的障礙與限制是不必要存在的。這些你想就不想就浮出的想法、信念，就是現世生命困頓的原因，它讓我們停在這裡、過去，很難往前跨一步，前往其他未知方向。

弔詭的是——這些限制與障礙原本是生命善意，避免讓我們受到傷害，可是卻因爲時空變易成爲制肘，這也是我爲什麼會寫這一章「超意識自我療癒指南」的原因。我希望讀者平常就能運用「超意識」進行觀照，找出限制與障礙最初因，解開密義，重新詮釋、設定，日子絕對會不一樣。

下面我分享三個案例，他們透過「超意識自我療癒」獲得新生命契機，你也可以！

分享案例一：燒毀內心恐懼害怕等負面感受，自殺女孩重新活起

我是一個高中女生，我已經數不清我有多少次割腕紀錄了，只要我覺得媽媽不夠愛我、疏忽我，我就用自殺來威脅媽媽、引起媽媽注意；另外，在學校我只要受到同學霸凌，我就會用割腕要脅同學不要再靠近我、不要再逼我。

另外，我遇到情緒不好、或是學校有分組活動等等，我就會請假不去上學；但我又是個很矛盾的人，我對自己要求很高，特別是對成績，在國中時我的成績都在前三名，後來考上全國高中前三志願，跟全國精英競爭，成績落到中段，我的心很焦慮，因而來做「超意識催眠溝通」。

透過一凡老師的「超意識催眠溝通」，我搞懂了眞相～原來我將被父親遺棄的恐懼感投射到母親身上，事實上媽媽一直陪在我身邊、對我更是百般照顧，是我意識混亂了，我理解到不需要去威脅家人來愛我，更不能用威脅

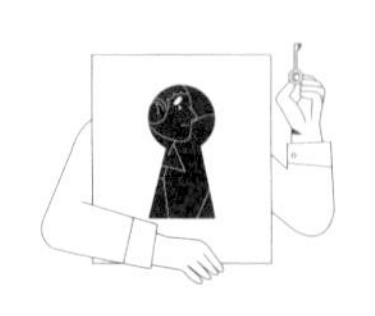

自身的安全來引起家人的重視。

至於同學的霸凌及相處不良的問題，我看明白是我先討好他們又不敢表達，給了他們欺凌的機會；同時我也看到那些霸凌他人的同學多半欺善怕惡，只要我敢嚴竣拒絕同學要求，敢向老師告知，態度夠強勢強硬，他們會退縮，我就不用以割腕方法來遏制；同時我也有新的看見，知道用什麼方式重新跟同學互動，不用去討好同學。

之後一凡老師教我平常可以使用「超意識自我療癒」，將內在害怕自己不被他人喜歡的感覺、或是一定要得到他人愛的渴望，以及心裡的委曲感受，一起丟進白色火焰裡燃燒銷毀。

每次使用過「超意識自我療癒」後，我感覺自己身體彷彿發出金色的光芒，將身體心裡的破洞一點一點地補起來，同時我全然無死角感受到我媽媽給予我的愛。

在火焰燃燒殆盡後，我感覺我臉上發光，揚起無比地信心，我承諾：「從今而後我的生命將是看我自己，而不再看別人；對於成績，我不再過於在意，而是一步一步準備、一步步前進。」

分享案例二：區隔自他，畫下界限，不複製不粘黏親人業模

我的問題來自己工作中與上司的相處，我很受不了我上司講話口氣及各種行為，兩人關係嚴重到我常跟上司起衝突，讓我很想離職，可是又很怕自己沒法立即找到新工作，因為之前我換了很多份工作，不能再失去這份工作。

頻繁換工作讓我不得不去正視我有問題，因此找上「超意識催眠溝通」來幫助我解決問題。

一凡老師不斷追問我——如果失去工作沒有薪水我會怎麼樣？

我回答：「覺得自己沒有用、很失敗，沒有用及失敗感覺讓我覺得自己很沮喪、很渺小、沒價值、不安全、不能活，而這些感覺又跟『沒錢』串在一起。」

一凡老師請我將上述感覺往我過往搜索，是幾歲產生的這些感受？

畫面回到我小學的時候，我父親常常打我，逼我不得不將上班的媽媽找回來，媽媽只要一回來，爸爸就變得安靜很正常沒事，但是只要媽媽一不在家，爸爸就開始打我，周而復始不斷。

我在心裡覺得我爸是一個脾氣很壞、對家不負責任、

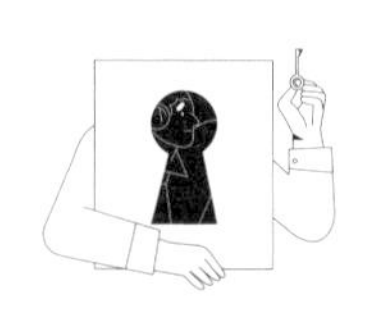

有暴力傾向的人。

我也很生氣我媽，覺得我媽不會保護我，害我被爸爸打。

一凡老師問我：「沒錢、沒有賺錢、沒有用的感覺，跟爸爸有什麼關係？」

我回答：「我爸是個很自私的人，愛喝酒，他覺得對家沒付出沒有用時，就會發脾氣就要打我，所以我覺得——沒有賺錢、沒有錢，就是沒有用的人，等於失控。」

不知怎地，這個信念標籤莫名就貼到我身上，複製我爸的模式。

我不斷換工作、脾氣暴躁、以及跟人衝突，或是把事情弄得更糟然後逃避，藉此離開衝突，這些行爲全都跟我爸很像。

爲了讓我阻斷複製我爸情形，一凡老師教我「超意識自我療癒」，在平常進行操演。

我觀想一道白色的光從天而降到我的身上，逆時針旋轉從頭照亮到腳底，淨化清理全身。

接著，想像面前有堆由木頭堆疊起來的營火，營火上端是一團很大藍色火焰，接著邀請智慧的靈魂接手，操控營火的顏色及大小。

然後，將自己複製爸爸的行爲、情緒、脾氣、信念、感受、爆發衝突情境等等一一說出來，變成一團一團線團，丟到火焰燃燒掉。

這時，不管情緒有無爆發出來，都大聲宣告：「你是你，我是我，我不是你」，燃燒到宣告步驟重覆三至五次後，就會慢慢恢復平靜。

我做完「超意識自我療癒」後，原本喉嚨常有種被石頭阻住的感覺被移走了，聲音變得宏亮起來；平常無法轉動的脖子可以轉動，僵硬緊繃的肩膀、後背整個鬆開，感受到無比清新輕鬆。

所以、現在——我只要感覺不對勁，爸爸症頭要上身了，就趕緊光照全身，藍色熊熊營火燒起來，請智慧靈魂把關火焰，帶來轉變；我負責將不對勁的地方一一說出來變成線團丟火裡燃燒，宣告：「你是你，我是我，我不是你」。

老實講，做完「超意識自我療癒」的感覺很棒，我挺喜歡這樣「清新」的「我」！

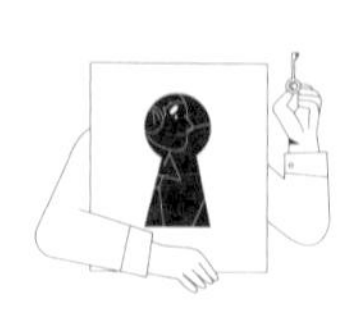

分享案例三：釐清過去的感受，不再淪為錯誤情感選擇犧牲者

感情問題是我很大生命課題，不知為什麼我交往的男朋友都要我資助他們，要求我給予他們工作上所需資源，或是為他們完成工作上事情，我這樣為他們付出，他們對我不好外，還到處感情不忠劈腿，讓我心痛不已。

其中一任男朋友更是有自殺傾向，最嚴重的一次是開視頻站在高樓外沿、身體向外，我一方面安撫他、一邊報警，幸而安全救下，然而令我沒想到的是男朋友被救下後，到處放話是我害了他，讓我蒙上不白之冤。

每段感情都讓我很受傷、心力交瘁，於是找上「超意識催眠溝通」來幫助我查明箇中原委。

在一凡老師的導引下，我進入放鬆狀態。

我進入如電影院開場後暗暗光線的房間，房間前面有一個很大的布幕，我坐在布幕的前面，一凡老師跟我說，當他數到三、布幕打開，後面是一個很大的螢幕，螢幕將會呈現造成我歷任男朋友劈腿、有如吸血鬼般，吸取我金錢、資源、生命能量，又或者是造成我過度付出、討好我男朋友的源頭事件。

螢幕畫面是我小學三年級的時候，我跟同學相處得不好，有天同學把我養的小蚯蚓切斷弄碎，我很生氣，就將碎蚯蚓屍體泡在水裡朝那位同學潑去，那同學嚇得大哭，老師知道後不管先錯的人就責罰我，還把我們雙方家長請來訓斥一番。

從此，我在班上被同學孤立，沒有人要跟我講話，一到下課時間同學一起呼朋喚友出去玩，我則是躲在樹下或沒有人的地方，自己孤零零的一個，這種情形一直持續到我小學畢業。

接著一凡老師要我回顧國中學習生涯如何？

我回答：「國中我過得很愉快，跟同學互動也很好，我跟同學一起學習一起玩一起分享。」

一凡老師要我感受小學跟國中同學相處，我態度上的差異？

我回答：「進到國中後，我採用跟國小同學相處完全相反的模式，我主動去找同學，主動跟人家玩以及分享。」

一凡老師接著問：「那我與國中同學互動過程中，有沒有人跟我借東西沒有還的？」

我回答：「當然有啊！」

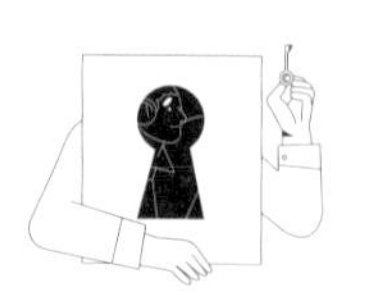

在這過程中，我看到自己是用討好的方式在跟同學、朋友互動；到後來我長大之後之所以朋友多，人家愛跟我玩以及交往，不過是我將很多東西跟人家分享，這裡面包括給錢、或是把好東西給別人用。

在後面我交往男朋友，也是過度對伴侶付出，男朋友需要什麼、我就趕緊提供給他，甚至最後還養他；最誇張是我男朋友出軌了，我還認爲是自己不好、都是自己的錯、還要對男朋友更好才行。

一凡老師讓我看看交往男朋友中，有沒有遇到對我好卻不需要我討好付出的對象。

透過螢幕我看到是有的，可是我就是不喜歡他。

一凡老師又問：「爲什麼我不喜歡、不接受呢？」

我回答：「在跟這些對象交往時，我覺得對方給我很多，自己卻不能同等給予，付出比男方少，讓我感覺自己不重要，原因是男方比我還富裕充足，讓我覺得隨時可能被男方拋棄而很沒安全感。」

我終於明白自己爲什麼老是遇到渣男，不但對我不好又愛出軌不說，還不斷跟我索取，要我提供資源給他們、還要養他們，原來全是我自己吸引來的，問題在「我」，這個看見讓我對自己既心疼又生氣。

一凡老師給我一個功課，回家用「超意識自我療癒」更新自己信念，不再吸引錯誤的人進入我的感情世界。

一凡老師要我每天不限次觀想眼前有個巨大火焰，然後做出掏東西丟擲動作～～把卑微、委曲、討好、憤怒等等的感覺，從身體掏出來丟進火焰焚燒掉，動作愈明顯愈強烈愈好；隨著丟出來感受愈多，眼前火焰燃燒的更大、更光亮熾熱。

在進行「火焰焚燒」時，一凡老師要我邀請指導靈、守護天使爲我調控火焰。

我看到，剛開始丟擲恐懼、害怕感受時，火焰是呈藍色，一陣子後，火焰變成了白色，我感受到恐懼害怕情緒被燒盡，一股堅強、守護、淨化的力量被釋放，並返回到我的身上。

隨著不斷掏東西丟擲動作，深層的卑微、委曲、討好、憤怒等等的感受被引發出來，我大哭了起來；哭過後，心情慢慢平復，眼前的火焰慢慢變小而熄滅。

做完「超意識自我療癒」，我看到自己精神變好，聲音變洪亮，再回頭看看曾經交往的男朋友簡直「渣」到爆；我的視野清明起來，不像之前被榴槤砸到船頭暈，面對回頭男朋友甜言蜜語攻勢，一眼看穿不爲所動；而我清

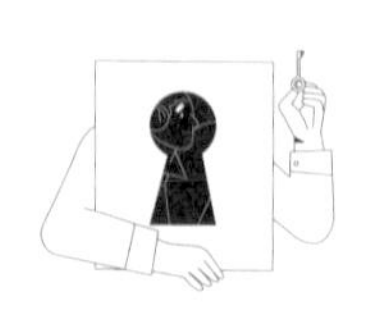

楚明白～那些不要求我付出、無條件對我好的，才是我眞正想要的感情及人。

＊　　　　　　　　　　＊

不關你是信仰哪個宗教、或是哪種思想體系，與超意識連結，接收神聖智慧的指導 ，邁向更高意識的進化，是身爲「人」的自由權利。

當我們覺察到必須改變，不願或不滿現在過的生活，拒絕不想要的事件重覆發生，「覺醒」就開始了，所以與「超意識連結」是很自然且會發生的必然式！

進入超意識的任何障礙或困難，都是基於我們認爲「不可能」、「無法相信」及「做不到」的信念。

事實上，沒有任何事物、力量，可以攔截我們跟超意識連結，當我們意識能接納、認同「超意識」的「存在」，我們就能從超意識下載任何信息，並自動更新舊有信念、情感、認知模式。

然而，這種狀態需要一些時間來發展，並非一蹴可及。

擁有超意識心智（又稱神性意識），可以幫助我們擺脫有限的知識，接通宇宙的無限智慧，提供我們無垠的創造力與潛力，激發出新生命力量。

因此，「超意識」還有個耳熟能詳、響噹噹的稱號～「奇蹟」！

所以，我鼓勵讀者打開你的心、眼、腦來迎接「超意識」，同樣是生活，未必只有在困頓中才能學習、領悟、成長，「輕易─豐盛─成功─快樂」同樣可以，大家不妨換一種生活型態過看看吧！

2. 自我超意識療癒步驟，好簡單

爲了不使讀者落入過於玄幻的空想，我設計了四個與超意識連結的方法，分別是「火焰焚燒」、「烏雲吹散」、「善念存檔」、「覺知釋放」，每種方法都可以療癒，可以分開使用也可以搭配運用。

有個操作簡單原則：

讓你感受到負面的部分如事件或情緒，你可以用「火焰焚燒」或「烏雲吹散」，對於你想要的好事則可以用「善念存檔」；而「覺知釋放」則是在你身體有任何不適時使用，或是在使用其他三種方法前，收攝散亂意念及集中注意力，或是作爲每天與「超意識連結」的打底工，能夠幫助我們在運作「超意識」時，具備深度鮮明且全時空觀照的能力。

四種方法都很簡單，你可以多讀幾遍將方法熟記於心，也可以將步驟錄音下來跟著練習，聽我講了那麼多「超意識連結」的好話，現在我們開始進入操作練習。

在練習之前我要特別說明，我所提供的療癒方法都會先幫助人做「覺察」——面對完事件及相關的情緒、想法、感知後，再進入清理、轉化及重新設定的程序，才不會辜負事件發生的美意，因爲每件事件的存在都有其意義及原因，明白了解之後再來處理最爲適當。

火焰焚燒

應用時機：當你感覺得心裡不順不開心不順不舒服時，又或者是你所做的事老是遇到無法解決的問題或障礙，都可以運用此方法。

步驟說明：

1.找一個安靜的空間，坐著或躺著。

2.閉上眼睛，專注在自己的呼吸上，隨著每次的吐氣，進入更深入的放鬆。

＊此部分可以融入「覺知釋放」，請參考後面「覺知釋放」步驟。

3.想像自己在一片大草原上，感覺著風吹拂著，陽光照射著，大地支撐著。

4.在自己面前有一個很大的水晶球，對著水晶球下達指令：「請照射出目前困擾我的有關事件。」
讓水晶球將相關事件投射在空中，你像看電影般看著那個事件的發生，並允許跟這個事件有相關的想

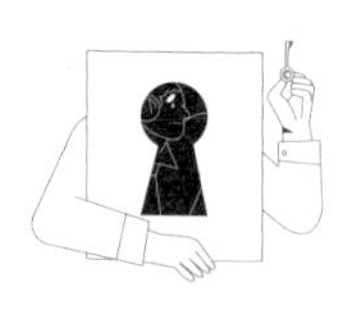

法、情緒、感受浮現。

5.祈請自己的守護神（上帝、耶穌、天使、或與自己相應的神佛菩薩或天尊），啟動白色聖光從天而下，籠罩自己全身，並以**逆時針的方向旋轉**，將這些困擾自己的情緒、想法、感受（這些都是有能量的）抽離身體來到面前。

6.此刻，想像面前有一團大火焰，請你守護神幫你調控火焰的顏色及強弱大小，將這些情緒、想法、感受丟進火焰中。

全部燃燒後，讓灰燼回歸大地。

如果情緒很多，就持續使用白光逆旋的方式抽出情緒，用火焰燃燒，直到情緒平復為止。

7.請守護神啟動金色之光從天而下進入全身，讓每一個細胞以及能量層充滿金光，修復細胞以及能量層的虧損。

8.感覺全身以及每個細胞、能量層都讓金色之光充滿時，宣告：「我感恩並告別過去的我，我將以全新有力量的我，做出有利我生命學習的最佳選擇。」

9.靜默一陣子，感受宣告後身心的感受，然後默數1—2—3，慢慢睜開眼睛。

烏雲吹散

應用時機：當你覺得煩惱，心情很煩，有股理不清的莫名情緒；又或是沒有創意靈感；又或者是身體悶悶的，無法具體在哪個部位時。

步驟說明：

1.找一個安靜的空間，坐著或躺著。

2.閉上眼睛，專注在自己的呼吸上，隨著每次的吐氣，進入更深入的放鬆。

＊此部分可以融入「覺知釋放」，請參考後面「覺知釋放」步驟。

3.想像自己在一片大草原上，感覺著風吹拂著，陽光照射著，大地支撐著。

4.在自己面前有一個很大的水晶球，對著水晶球下達指令：「請照射出目前困擾我的有關事件。」
讓水晶球將相關事件投射在空中，你像看電影般看著那個事件的發生，並允許跟這個事件有相關的想法、情緒、感受浮現，變成一顆顆能量球，浮在你面前。

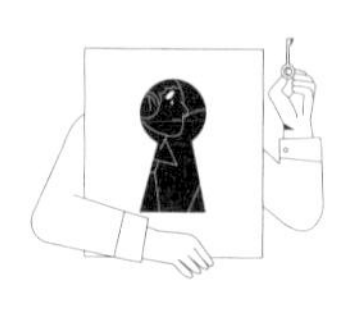

＊切忌：此刻不要對想法、情緒、感受，升起對錯是非好壞的判別。

5.將浮出的想法、情緒、感受能量球收攏，聚成眼前一朵大烏雲。

6.將注意力回到呼吸上。

吸氣時，將白色的光吸進身體裡。

接著「吐氣」，看見自己的吐氣，將面前大烏雲一點一點地吹開。

持續重覆「吸氣—吐氣」動作，次數不限，直到感覺眼前大烏雲都被吹散，不留一點殘雲痕跡，此時現出烏雲背後晴空萬里的大藍天，藍天上一絲絲雲都沒有。

7.浸泡在晴空萬里大藍天裡，感覺它帶給你的身心感覺。

8.感覺到身心清涼後，默數1—２—3，慢慢睜開眼睛。

善念存檔

應用時機：促進令你歡愉喜悅事件，或想要的理想結果或目標事件發生，又或者行動力不足、信心不夠、失望，找不到初心、動機、前進方向時，可以調動並激活存檔意念爲你所用。

步驟說明：

1.找一個安靜的空間，坐著或躺著。

2.閉上眼睛，專注在自己的呼吸上，隨著每次的吐氣，進入更深入的放鬆。

＊此部分可以融入「覺知釋放」，請參考後面「覺知釋放」步驟。

3.想像自己在一片大草原上，感覺著風吹拂著，陽光照射著，大地支撐著。

4.在自己面前有一個很大的水晶球，對著水晶球下達指令：「請照射出我最迫切想要完成目標事件。」將你想要完成的目標事件的理想情境，用圖片或影片方式在水晶球中演出，盡量將自己帶入其中，成為理想情境裡的主人翁。

5.祈請自己的守護神（天使、或與自己相應的神佛菩

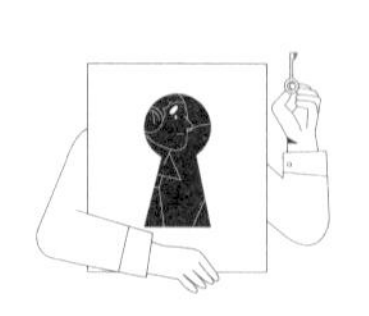

薩或天尊），以人的形象全身散發神聖白光，坐在您的對面。

6.此時將您以感恩虔誠的心，將投入理想情境的水晶球交予守護神，祈請其以無限智慧，為水晶球裡目標事件增添有利你生命發展的創意發生。

7.看看水晶球裡增加了哪些畫面，感受畫面裡你的不同。

8.將水晶球變小後，存在身體某個區位（又或者是無形的意念空間裡）。

9.靜默幾分鐘，感覺水晶球嵌入身體區位（意念空間）的真實感受。

10.以後一天至少一次或數次，閉上眼睛，將身體（意念空間）水晶球喚出，將水晶球裡理想情境畫面放出來觀看及感受，並覺察畫面有無變化，之後再存回原來身體區位（意念空間）。

*此步驟，當身體疲累無力執行事情、想要放棄時、或迷失前進方向時，可以隨時進行；抑或是自己對於該事件有更具創意或理想的情境畫面想法時，亦可隨時存入水晶球、嵌入身體區位（意念空間）。

覺知釋放

應用時機：

1. 身體不舒服時。
2. 收攝紛飛雜亂的念頭，培養高度且放鬆、集中的專注力。
3. 每天與超意識連結，開啟、對準、拓寬連結通道（渠道），有助於下載宇宙高智慧信息，創造無限可能。

◆身體不舒服時步驟說明：

1.找一個安靜的空間，坐著或躺著。

2.將注意力放在呼吸上，感受鼻尖一進一出的呼吸。

3.吸氣時，將白光吸進心口處；吐氣時，想像身體不舒服的地方有開口，將引起不舒服的病氣、穢氣、廢氣，從此出口排出，同時覺知身體的變化與感受，一直如此的呼吸釋放，一直到身體不舒服的感受被舒緩或者消失。

＊如果有失眠問題的讀者，可以將出口設置在後腦勺或是骨盆薦骨處，選擇一個出口做釋放。

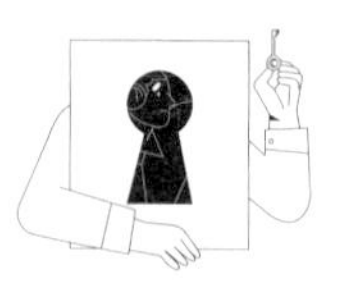

◆讓注意力集中不散亂步驟說明：

1.找一個安靜的空間，坐著或躺著。

2.將注意力放在呼吸上，感受鼻尖一進一出的呼吸。

3.吸氣時，想像自己將白光吸進心口處，在兩眉之間有個出口，吐氣時想像「氣」從此出口釋放，做完三至五次後，分別將出口換到心口、肚臍眼、後腰上的命門、以及骨盆的薦骨上，每個出口做三到五次釋放。

◆構築與超意識連結渠道及通道拓寬步驟說明：

1.找一個安靜的空間，坐著或躺著。

2.將注意力放在頭頂，頭頂上端是超意識信息場，你可以將超意識信息場給予具象的形象。

3.吸氣時，想像自己從超意識信息場，吸進充滿無限資源、能量、創造力的「氣」進入自己生命，滋養每個細胞及能量場（脈輪）。

4.在兩眉之間有個出口，吐氣時想像不是很好的「氣」或陳舊不合時宜的信念、不良的行為或習慣，從此出口釋放，進入超意識信息場裡淨化；做完三至五次後，分別將出口換到心口、肚臍眼、後腰上的命門、以及骨盆的薦骨上處，每個出口做三到五次釋放。

*出口釋放，可以全部出口都做，也可以一天集中一個出口釋放。

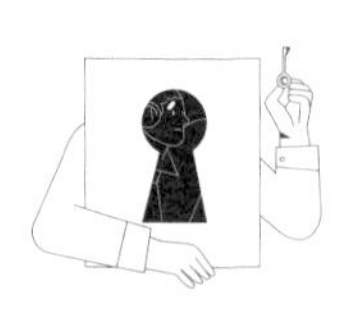

後記

感謝各位讀者看完本書，看到這裡，只要你願意及相信，絕對收獲滿滿！

「超意識」不是天方夜譚或是都市傳奇，而是像你的身體能被你覺知、感受到，並且可以和你形成默契拍檔。

人，是多面向的存在，甚至在很多你不知道的時空裡，有不知數目、另個「你」的存在，這些「你」各自經歷不同的生命劇本，彼此牽引拉扯，共享生命體悟及成就。

在我成立的「潛能密碼心靈科學中心」，規劃、提供一系列生命探索及成就課程，每種課程都可以協助你通往「超意識」，有興趣的讀者可以連結以下網址：

https：//potential-force.com/

在本書的最後，我感謝成就本書的一切因緣，超越時空、直擊我心，更祝福每位讀者朋友在生命的路上歡喜圓滿。

更歡迎想要探索生命，不怕改變及面對的朋友與我爲伴，一起遨遊宇宙心際！

OK！DEAR！期待我們很快再見！

國家圖書館出版品預行編目資料

喚醒內在原力、調整人生設定：超意識與心靈溝通／林一凡 著. --初版.--臺中市：白象文化事業有限公司，2024.4
面； 公分
ISBN 978-626-364-272-0（平裝）
1.CST: 催眠療法 2.CST: 心靈療法
418.984 113001655

喚醒內在原力、調整人生設定：超意識與心靈溝通

作　　者　林一凡
校　　對　林一凡
發 行 人　張輝潭
出版發行　白象文化事業有限公司
412台中市大里區科技路1號8樓之2（台中軟體園區）
出版專線：（04）2496-5995　傳真：（04）2496-9901
401台中市東區和平街228巷44號（經銷部）
購書專線：（04）2220-8589　傳真：（04）2220-8505
專案主編　陳逸儒
出版編印　林榮威、陳逸儒、黃麗穎、陳媁婷、李婕、林金郎
設計創意　張禮南、何佳諠
經紀企劃　張輝潭、徐錦淳、林尉儒
經銷推廣　李莉吟、莊博亞、劉育姍、林政泓
行銷宣傳　黃姿虹、沈若瑜
營運管理　曾千熏、羅禎琳
印　　刷　基盛印刷工場
初版一刷　2024年4月
定　　價　300元